“円熟脳”のすすめ

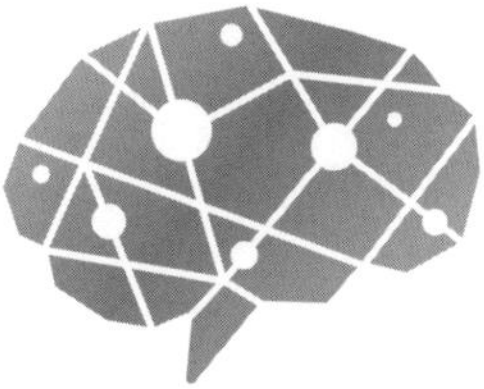

脳を活性化させて健康で長生き

性科学者 医学博士 大島 清

編集協力 生活情報研究会

はじめに

「快感」とともに「円熟」もある

年をとれば人間の肉体は衰えます。どんなにトレーニングしても、年をとればスポーツの記録は落ちてきますし、視力や聴力、あるいは生殖力といった能力も低下します。肉体の衰えが進めば、さまざまな障害も発生し、それまで一人でできたことでも、身体の自由がきかなくなって人の助けが必要なことも多くなります。そして、最後は一人で死んでいきます。

ただし、これはあくまでも老いるということを、生物として、動物としてだけ見た場合の話です。しかし、ヒトはただの動物ではありません。発達した脳を持ち、その脳の働きによって、五感を通じて、考え、快楽を追求する「幻想の動物」なのです。食物を摂取し排泄して自己保存をはかり、生殖をして子孫を残すことのみに生きている動物といっしょに論じることはできないのです。

ヒトはいわば「脳の動物」です。ヒトが直立歩行をはじめてから四百万年。直立歩行によって、手が自由になって、道具を使えるようになりました。そして、長い年月をすごすうちに脳が巨大化し、動物脳をつつみこむようにして、新しい学習する脳の層ができました。この新しい脳は、動物にはない新しい快感を生み出したのです。

動物もヒトも快感を求めて生きている点では同じですが、動物は食欲、性欲、そして群れる、という本能が満たされれば、それで満足します。ところがヒトの場合は、学習することによって、本能以外にもさまざまな文化的なものを充足することで、より深く、より質の高い快感が得られるようになったのです。

それは、「快楽」あるいは「けらく」と呼ぶにふさわしいものです。こういった深い快感のあるなしが、動物とヒトとの大きな相違点といえます。

この快感は記憶としてインプットされ、それをもとにさらに新たなる快感を求めるという作業がヒトの脳を進化させ、文化・文明をつくり出しました。単純で本能的な快感から、複雑で文化的な快感への充足へと進んでいったのです。つまり、快感から快楽へと高まっていったわけです。文明の主要な目的は、その快楽を実現することにあります。そしてそのためにこそ、ヒトは脳を進化させ、今日に至ったのです。

このようにヒトは、脳によって生きている「快楽の動物」であると認識すれば、老いる、つまり年をとることの意味はまったく違ってきます。ヒトにとって、年をとるということは、たんなる生物的な老化ということでなく、脳を活き活きと活動させ、五感を通じて快感を最大限に享受し、脳を満足させながら生きることを意味しているのです。それを私は「円熟」と称することにしました。

少なくとも、私の考える「円熟社会」は、「ボケ老人」「寝たきり老人」だらけの活気のない寂しい、暗い社会というイメージではありません。むしろ、円熟して、うるおいに満ちた豊かな社会というイメージです。年をとることおおいにけっこう、みんな早く円熟して、楽しく、豊かに生きようじゃありませんか。

大島　清

◆目次◆

(2) 脳は鍛えられることで円熟する

(3) 五感でフルに快感を味わい動物脳を鍛える

第二章　一病息災の健康学

第三章　円熟への生き方

第四章　脳を円熟化するための実践法

※本書は『円熟開花』（一九九六年 ごま書房刊）に加筆・編集したものです。

第一章

円熟のすすめ

（1）円熟の楽しみ

「円熟」とは、ほんとうの楽しさを感じられること

「円熟」という言葉の意味を調べてみると、「十分に熟達して豊かな内容を持つに至ること」とあります。あるいは、「人格・知識・技術などが十分に熟達すること」とあります。社会人にたとえると、「人生経験を十分に積み、若い人の前でなにやら一家言ありそうな、自信たっぷりの中年」といった感じでしょうか。

しかし、この本で提唱する円熟は、そうした過去の積み重ねにもたれかかった中年や老年のイメージとは少々ニュアンスが異なります。私がいう円熟とは、「自分で生きる楽しみを発見し、それにチャレンジし、かつ、それを十二分に楽しめるようになること。人間としての総合力が高まること」ということになります。

つまり、過去の生きざまよりも、いまからの生き方が円熟のポイントになってきます。ですから、円熟イコール高齢化というわけでもないのです。

円熟した人間とは、ほんとうの楽しさ、おもしろさを感じられるようになった人間、具体的には、脳が五感のすべてで「快楽」を感じられるようになった人間のことです。

人間の脳は、鍛え方しだいによって、むしろ年をかさねるにしたがって、じっくり円熟させていくことができます。逆にいえば、人生の後半は、自分の脳をいかに円熟させるか、そのことにかかっているとさえいえるほどです。

よく見かける風景ですが、少々たそがれた中年のなかには、「俺もまだまだ若いんだ」とばかりに、若者のあいだで流行しているスポーツやファッションに飛びつく人がいました。しかし「円熟推し」の私からみれば、こうした一見積極的な行動は、しょせんは〝年寄りの冷や水〟と考えます。早い話が、見た目の若さに執着する価値観ということであり、そんなことは「未熟老人」のすることです。

これからの社会では、円熟した人間は「若い者に負けてたまるか」ではなく、すべからく「若い者には（この楽しみが）わからないだろうな」で生きる生き物なのです。

実際に、若いときには気がつかなかった快感を発見し、しかも深い快感を味わえるようになるのです。ですから、「円熟社会」では、オジン、オバンといって軽んじられるのではなく、オジン、オバンであることが、まだ円熟の愉楽を知らぬ若い世代の人たちから一種、羨望の念をもってむかえられる生き方をすることが、それこそ「生きがい」となるのです。いわば私たち高齢者の「円熟」した社会になるのです。


仕事をリタイアすると、毎日の生活に充足感がなく、何か虚しい、という声をよく聞きます。たしかに数十年間過ごした仕事人生が終われば、最初の何年かは自由になった時間を満喫しますが、そのうちに自由な時間を持て余し、何をしたらいいかわからない、ということになります。

しかし、円熟をめざす脳の持ち主は、いつまでもそうした状態に甘んじていることはありません。かならず新たなる楽しみ、新たなる快楽の発見へと、自らをせっせと駆り立てていくからです。

具体的な話をしましょう。円熟した後半生を送るには、まず二つの発想の転換が必要です。一つはここまで述べてきたように、脳を快楽に向けて徹底的に鍛えること。そして、もう一つは、健康観を転換することです。

人間は、年をとることと肉体の衰え、この二つは切り離せませんが、これまでの「健康観」に縛られていると、それが円熟を妨げる元凶になってきます。この健康観の転換については後にとりあげるとして、まずは「脳を鍛える」ということについて考えていきたいと思います。

脳には快感を味わう仕組みが整っている

私は、円熟とは「自分で生きる楽しみを発見し、それにチャレンジし、かつそれを十二分に楽しめるようになること」としました。これを脳の働きでいえば、「円熟とは、脳が五感のすべてで快感を得られるようにすること」になります。つまりは、「五感を刺激して、脳がより深い快感を得られるように鍛えれば、脳も円熟していく」ということになります。

では、そもそも脳と快感の関係は、いったいどうなっているのでしょうか。

近年、ヒトがその脳内にさまざまな麻薬物質を発生させることが広く知られるようになってきました。ここで脳と快感の関係をすこし整理してみます。

麻薬レセプター（受容器）というものが脳のなかにあることがつきとめられ、さらには「脳内麻薬」が発見されました。この脳内麻薬は、モルヒネなどの麻薬と似た作用を示す物質で、脳内に自然状態で分布していることがわかりました。痛みやストレスにさらされると多く分泌して、それらを和らげる働きをします。脳内モルヒネとも呼ばれ、代表的な物質としてドーパミンとベータ・エンドルフィンがあります。

「ドーパミン」は、アミノ酸の一つであるチロシンから作られるアミンの一種です。じつをいうと、このチロシンは、脳内麻薬どころか、実際の麻薬の主成分そのものなのです。ドーパミンは、脳を覚醒させ、快感を誘い、創造性を発揮させる神経性伝達物質です。私たち人間は、脳ミソのなかで気持ちよくなるための麻薬を、自ら生産していたというわけです。

ドーパミンは、脊椎動物が生きていくうえで受ける強い痛みや、過酷なストレスに耐えるためにつくり出されるようになったと言われています。そして、とくに感性の強くなったヒトでは、それが大量生産されるようになったということです。

脳内麻薬は、忍耐力とか創造力を発揮するときにも、おおいに威力を発揮することも、研究で明らかにされてきています。また、脳内麻薬と免疫系にも直接的な関係があるらしく、免疫細胞がＤＮＡにより、究極的にＡＣＴＨ（副腎皮質刺激ホルモン）やベータ・エンドルフィンを作ることも証明されています。このベータ・エンドルフィンも脳内麻薬の一つです。視床下部や脳下垂体の神経細胞に存在します（四七頁参照）。

いい気持ちになる日が多く、ハイな気分になることが多ければ、ベータ・エンドルフィンが脳内に充満して、免疫力を強くし、ガンや病気にもかかりにくくなり、長生きできるというわけです。

また、快感神経というのもあります。これは、ネズミの脳のある部分を電気刺激すると、ネズミがその刺激を好むことから、マギル大学（モントリオール）のジェームズ・オールズによって発見されたものです。人間もこの神経を電気刺激されると、「気持ちがいい」「緊張から解放される」と感じるのです。この快感神経のシナプス（神経細胞間のつなぎ目）で先述のドーパミンが活躍しています。

こうした脳の仕組みを見ていくと、脳がいかに快感を求めているかがわかります。

いくつになっても快感を味わい、円熟脳をつくる

人生の後半生を楽しく、有意義なものにするには、なにはともあれ脳を活性化することが必要です。そして、その脳の活性化には、とにもかくにも、「いい気持ちになる」こと、「快楽を追求する」ことが欠かせないということです。

こうした円熟した脳が味わうことのできる、深くてすばらしい快感は、昨今のヴァーチャル世界がもたらすような、身体感覚をともなわない、仮想世界とはまったく質の違

うものです。現代社会では、五感のうちでも、あまりにも視覚偏重になっています。

生まれたときからテレビを見て育った世代からすれば、テレビゲームやコンピュータのヴァーチャル・リアリティの世界に親しむあまり、仮想現実と現実との区別がいまいになっています。いまのヴァーチャル世代は、過剰な視覚とほんのわずかな聴覚の世界にとじこもって、体をほとんど動かそうとしません。これでは、触覚、嗅覚などから受ける刺激が乏しくなり、脳は未熟なままで発達せず、ほんとうの五感を通じて得られる、深く、すばらしい快楽の世界を知ることはできないでしょう。


いってみれば、仮想世界から得られる快感は、動物園の檻にとじこめられたチンパンジーのマスターベーションのようなものです。さんざんやりまくって、もはや感動もすり切れた状態です。その快感は、たった一回、生身のメスとするセックスのすばらしい快感にはとうていたちうちできない、間に合わせの快感にすぎません。

ヴァーチャルリアリティにかぎらず、これまで現代社会は、間に合わせの快感にみちみちています。しかし、そんな貧しい、みすぼらしい快感だけに頼っていたのでは、人間はとうてい生き抜いていくことができないと思います。そんな砂を噛むような人生は、ごめんこうむりたいものです。

ヒトの脳は、鍛え方によっては、何歳になろうが、深い快感を味わえるようになります。そうしたすばらしい円熟脳を作り上げることができるのです。

(2) 脳は鍛えられることで円熟する

脳が快感を覚えるとき

私は学生時代、数学の問題を解くのが好きでした。かくべつ数学が好きだったわけではなく、また、その才能があったわけでもありません。しかし、論理をねばり強くつみかさねていき、こんがらかった糸をほぐし、そのなかからたったひとつの正解をつかみだす、あのスリリングなおもしろさに強く魅了されていたのです。

たしか幾何学の問題でしたか、何時間考えても、解法の糸口すら見つからない難問にぶつかったことがありました。一度とりかかったら、ついつい熱中してやめられなくなるのが私の生来の性癖です。ついに一日では終わらず、二日、三日とぶっつづけでその問題にとりくむことになってしまいました。わからないまま放り出すのは、どうにも気持ち悪くて、イヤだったのです。

三度の食事もそこそこに、机の前に座りっぱなしで、その問題に取り組みました。風呂にはいっても、トイレに行っても、頭の中はその問題のことだけでした。

そして、それは三日目に訪れました。それも徹夜で考えつづけたあとの明け方でした。机の上に朝日がさしてくると同時に、インスピレーションがひらめき、それまで手こずってきた問題の解法が、パッと頭に浮かんだのです。どんより曇っていた頭のなかが、一気にスーッと晴れ渡っていくような快感でした。このときの脳のなかをすずしい風が吹き抜けていくかのような爽快感は、それから四十年たったいまでも忘れられません。

ひとくちに「快感」といっても、現代社会では、すぐにセックスの快感、食欲を満たす快感、睡眠をむさぼる快感と、動物としての本能を充足させる快感ばかりが連想されがちです。しかし、私たちの脳が快感を得るのは、セックスや食事のときだけではありません。私たち人間の脳は、じつにさまざまな多岐にわたる、高度なレベルの快感を知っており、その実現を求めて飽くことなく活動しているのです。

ちょっと考えただけでも、私たちの周囲には、じつに多くの快感があることに思い当たるはずです。たとえば、がらくた市などで、興味をひかれる骨董品を見つけ、それを手に入れたときの感情はどうでしょう。そこには、新しいもの、未知なるものを発見したときに感じる喜びがあります。これは好奇心が満たされた快感です。

あるいは、会社で大きな仕事をなしとげて、上司や同僚からほめられたときはどうでしょう。他者から賛美されると、人間、だれしも快感を覚えるはずです。カラオケでうまく歌えたときも快感なら、仲間たちから拍手を受けるのも快感です。子どもが親にホメられると、以後、やる気を出すようになるのも、この他者から評価される快感あってのことです。

一人で仕事や勉強をしている場合でも、仕事や勉強がスケジュールどおりにスイスイと進んだときは、とても気持ちがいいでしょう。あるいは先ほどの私の体験のように、長いあいだ悩んでいた困難な問題がすっぱりと解決したときも、素晴らしい快感があります。


ふだん顔を合わせている異性に対して、ある日突然、胸がときめくようになりました。異性にたいしてそこはかとない愛を感じる。これまた素晴らしい快感です。いくつになっても、異性に恋愛感情を抱くということは素晴らしいことです。あるいは深く信頼している友人が、思いがけず訪れてきたときなども、これと似た快感があります。

快感の種類はまだまだ数えきれません。かつて子ども時代に見たことのあるような、懐かしい風景にめぐりあったときはどうでしょう。あるいは、偶然、展覧会などで見た絵画の風景に、底知れず懐かしいものを感じたときはどうでしょう。そういうとき、私たちは思わず涙ぐむことさえあります。そこには郷愁の快感があるからです。

このように私たちが、爽快になったり、陶然としたり、郷愁を感じたりと、快感に浸ることのできる状況はじつにさまざまですが、こうした高度な、きわめて多岐にわたるさまざまな快感は、私たち人間だけに許されたものです。

それらの快感は、私たち人間だけが持つ、高度に発達した脳の活動によって生み出されるものだからです。

動物の快感は、本能の充足によってのみ起こります。必要な食べ物があり、子孫を増やすための相手がいて、仲間と群れる喜び。食欲、性欲、集団欲のこの三つの本能の欲求が満たされるとき、つまり「食うて、産んで、群れて」快感するのです。

もちろん、人間もこうした欲求が満たされると快感を味わいますが、それに加えて、私たち人間は、奥深い精神世界をもっており、その精神世界が、快感をきわめて多種多様、かつ豊かなものに育てあげているのです。

人間だけに許された、複雑で深い快感

動物もヒトも、生きていくうえで、できるかぎり不快を避け、快感を求めようとする点ではまったく同じです。これがいわゆる「快感原則」というものです。いわばヒトや動物の日常は、この快感を求めるためにあるといっていいでしょう。しかし、人間と動物が違うのは、動物の快感は本能の欲求を満足させることによってのみ得られるのにたいし、人間の快感は本能の充足以外にも、さまざまな状況、手段によって生まれてくるということです。

私たちヒトは、快感を追求していく過程で、食欲、性欲、集団欲の充足だけにとどまらず、文化的、精神的な充足を求めることによって、しだいに脳を発達させてきました。なかでも、大脳新皮質（人間脳）の発達がいちじるしいわけですが、こうしてヒトは「脳の動物」として進化を遂げ、精神世界の領域を大きく広げていったのです。

私たちの快感が、精神世界に大きく依存している証拠のひとつに、私たち人間は「笑い」というものを持つということがあげられます。私たち人間は、「いい気持ちである」「満足している」「うれしい」など、なんらかの快感を感じているとき、たいてい笑顔を浮かべます。笑顔は私たち人間の〝快感の証明〟です。

しかし、動物はこの笑いを持ちません。霊長類の仲間のなかには、笑いに近い表情を持つものもあります。いや、サルといわずイヌにも一種の笑顔に近い表現はあります。イヌがシッポを振るのは、イヌの脳が快感を感じたとき、脳からの指令でシッポが動いているのですから、イヌがシッポを振るのは一種の笑いというわけです。

しかし、これは私たちが表情で表現する笑いとは、だいぶ遠く離れた世界の話です。哺乳類で笑いらしきものが顔に出てくるのは、ようやくサルに進化してからです。

そのサルでも、キツネザルやメガネザルのような、脳がさほど進化していないサルではまだ笑っているのか、怒っているのか、さっぱりわかりません。キツネザルやメガネザルのような大脳新皮質の発達のとぼしい下等な霊長類では、本能の欲求が満たされたときの素朴な心の喜びも顔面にはほとんどあらわれません。

人間ほど快感を表現できる動物はない

ここで快感と関係の深い「笑い」についてすこしふれておきます。私たちはうれしいとき、楽しいときに、笑うのは当然と思っていますが、笑いは高度に発達した脳の複雑な働きによっておこるものなのです。

笑いの表情と深く関係しているのは、「大脳基底核」というところです。ここが冒されると、パーキンソン氏病のように、体の動きや顔の表情のバランスがくずれ、かたい動き、かたい表情になります。人間は、この脳の発達が悪いと、この基底核も未熟なままです。ですから、下等な霊長類の場合、基底核もあまり発達していないので、笑いが出ないのです。

では、キツネザルやメガネザルよりも脳が発達しているニホンザルやアカゲザル、ヒヒなどの場合はどうでしょう。これらの霊長類の脳の大きさは、まだヒトの五分の一程度にすぎません。前頭葉のなかでも、そのソフトウェア（前頭連合野）の広さは、さらに人間の十分の一程度にしかすぎません。彼らもまだ、笑いを獲得していないのです。

ニホンザルやアカゲザルは、顔の筋肉の発達がいまひとつなので、快感を感じ、満たされるという素朴な心の動きがあっても、口がうまく動いてくれません。むしろ、それよりわかりやすいのは、彼らがセックスするとき、オーガズムに達したときの口の動きです。オスは口を四角に開いてギャーとひと声叫び、メスは口を丸めて「ホウ！」とひと吹きします。まあ、これは笑いというより、交感神経系の高まった一瞬の叫びのようなものでしょう。

では、それらのサルより高等な類人猿ではどうでしょう。一説には、笑い顔は人間とチンパンジーのみが作れるものであると言われています。実際、チンパンジーは口を大きく開き、口角を斜め上方に引き上げて、笑い顔を作ることができます。

チンパンジーは脳の大きさも人間の三分の一、前頭連合野の広さは、全大脳皮質の十一パーセントも占めているのですから、笑うことができるようになったのも、当然といえば当然でしょう。

しかし、それでもチンパンジーの笑いは人間の笑いにはとうていかないません。彼らは目で笑うことはできませんし、クスクス笑いもできません。ほくそ笑むなどという高級な笑いは問題外です。なぜなら、目というものは、大脳新皮質系の表現器官だからです。

そのことは、大脳新皮質系の未熟な乳幼児の笑い顔によく現われています。彼らは快・不快、不安、怒りといった、ごく素朴な心しか持っていませんが、目で感情を表現せず、もっぱら口を使って感情表現します。悲しいときは大声をあげて泣き、またうれしいときも同様、口で笑います。

この口の動きを演出するのは、「大脳辺縁系」といわれているところです。本能や、快不快、怒り、恐れなどの素朴な心（情動）を生み出す源で、「動物脳」ともいわれます。イヌやサルが心の表現として吠えたり、唸ったりと、もっぱら口を使うのは大脳辺縁系によるものです。逆にいえば、彼らは口でしか“心”を表現できないわけです。

いずれにしても、チンパンジーが笑えるといっても、その笑いはきわめて単純です。人間のように、精神活動によってもたらされる深い複雑な快感によってもたらされる笑み、たとえば仏に見られるような笑みとは、彼らはまったく無縁なのです。

セックスによる快感にしても、人間ほど深い快感を味わっている動物はないといえるでしょう。チンパンジーは逆立ちしたって、人間の言葉をしゃべることはできません。厳しい学習をさせて、簡単な文字や絵を理解させることはできますが、言葉を発することはないのです。オス・メス、男・女と決めるのは言語によってですから、チンパンジーは自分をオスとかメスと認識できようはずがありません。

したがって、チンパンジーにセックスの快感があったにしても、そこにはオスとしての快感とか、メスとしての快感といったものは、まったく存在する余地がないはずです。おそらくそこにあるのは、動物的本能の充足と、小さな大脳新皮質がつくり出す、乏しい知恵の快感だけでしょう。

言葉のかもしだすユーモアなど、わかるはずがないのです。ですから、私たち人間のようなさまざまな笑いも、当然、欠如しているのです。

結局、目で笑うことができるのは、脳の視覚の受け皿が大発達を遂げ、さまざまな仕組みの連絡が密になり、高等な精神と体の動きのキャッチボールが複雑化してきた私たち人間だけに許された特権なのです。

あるときは微笑み、ときには呵々大笑し、またあるときにはほくそえんだり、皮肉な笑いを浮かべたりと、じつにさまざまな笑いの種類を持っている私たち人間は、それだけ快感の種類も豊富にかかえているということなのです。

脳は、年をとってからでも鍛えられる

生き物としてのヒトは、年をとると諸器官が老化していくことからまぬがれることはできません。肺、心臓、肝臓、腎臓、筋肉等々、どんな器官も年をへるにしたがってしだいに老化し、その機能を低下させていきます。人間の体にとって不老長寿の妙薬というのは、いまだ存在していません。

ただ、そうした人間の体のなかで、二つだけ、若返りが可能という例外があります。

一つは血管です。血管は、日常生活を注意深く過ごしていけば、いつまでも若い状態に保てます。油ものを摂りすぎないようにし、多すぎる塩分にも気をつけ、かつ、年齢そうおうの運動を毎日続けていけば、血管が衰えるようなことはまず起きません。

また、血管がある程度老化してもろくなっても、毎日の食事に気をつけ、持続的に適度な運動を行なえば、血管を若返らせることができます。循環器系の病気を防ぐには、食事と運動が大事だといわれるのはそのためです。

もう一つ、若返ることができるのが脳です。ヒトの脳というものは、条件さえ調えれば、だれでも確実に若返らせることができるのです。私たちの脳は、オギャーとこの世に生まれたときに、一〇〇〇億個の神経細胞を持っています。この神経細胞はその後、増えることはありませんが、もう一つの脳の細胞であるグリア細胞は、さかんに新陳代謝もするし、増えもするのです。そのようにして神経回路網を発達させることによって、脳は大きくなり、かつ活性化されていきます。

　また神経細胞は、つねに変化している環境からの刺激を受けながら、シナプス（接合点）を発芽させ、他の神経細胞とのつながりを作っていくのです。ヒトの場合、六歳ごろに大脳皮質の多くの回路網ができあがり、九～一〇歳ごろまでには、人間行動のプログラミングセンターである前頭葉の回路網がほぼ完成するといわれています。

　ただし、生まれたときのまま放っておき、何の刺激も与えないでいると、脳は発達していくことができません。未熟のままに終わってしまいます。生まれたときに、すでに神経細胞が用意されていても、そこに視覚、聴覚、触覚、嗅覚、味覚の五感を通じて、外界からの情報によって刺激されないと、神経細胞は成長せず、その構造を作り上げていくことができません。

　そしてこれが重要なことですが、その与えられる刺激しだいで、いかようなかたちにでも、脳は生育、発展していくのです。

　これを「脳の可塑《かそ》性」と呼んでいます。生まれたての脳は、たいへん柔らかな粘土のかたまりのようなもので、どのような形にもなりうるのです。この脳の可塑性は年齢の若いときほどいちじるしく、若年期にバランスのとれた適当な刺激を受けることが、脳の発達にとっては不可欠です。

とはいえ、若年期をすぎても、脳の可塑性は失われません。環境からの刺激をたえず受けながら、脳は依然として活性を保って回路をつくっていきます。もちろん、若いときにくらべると、時間もかかるし、相応の努力も必要になってきますが、新しい刺激を受けることで新しい回路をつくるという脳の働きは死ぬまで失われないのです。

脳梗塞など、脳のどこかに損傷が生じて、下半身不随などの障害を受けても、リハビリで回復することができるのは、この脳の可塑性という性質あってのことなのです。損傷によってそれまでの回路が役に立たなくなれば、新しい回路をつくってそれを補おうとするのが、人間の脳です。コンピューターによるＡＩ（人工知能）が盛んに研究されていますが、ＡＩはどこか一箇所でも故障が起きると、すべてがダメになってしまいます。故障した回路を自ら修復しながら、機能を回復してしまう脳の可塑性は、天才たちがいくら知恵を絞っても真似ることなどとうていできない、脳の素晴らしい〝能力〟です。

脳には可塑性があるから、素晴らしい可能性もある

人間の脳の可塑性の素晴らしさをあらわす、たくさんのエピソードがあります。そのなかでも、私の心を動かしたのがこれです。

アメリカの科学雑誌『サイエンス』に載った記事ですが、小さいころ水頭症という、脳に脳脊髄液がたまる病気にかかった男の子がいました。この子の脳は、このため通常人のように、正常に発育できませんでした。ところが、彼は、のちに成人してから大学に進み、数学で賞をとるほどの秀才となりました。ＩＱも一二六と高く、普通の人とまったく同じ社会生活をおくることができたのです。

水頭症で発育不全だった彼が、どうしてここまで回復できたのか。専門家たちは、当時ようやく登場してきたＣＴスキャンで彼の脳を調べてみました。すると、なんと彼の大脳皮質は紙のように薄くなっており、ほとんどないに等しいことがわかりました。大脳皮質がほとんどない人間が、通常人と同じように暮らし、しかも数学の素晴らしい才

能を発揮する。これは常識では考えられないことです。

おそらく、彼が幼少時に外部環境から受けた刺激は、とてもよくバランスされた、理想的なものであったにちがいありません。彼の脳は外部——おそらくは母親でしょう——から理想的な刺激を受け、大脳皮質以外の脳や小脳などを、大脳皮質の働きを代行するように発達させていったのです。脳には驚くほどの柔軟さがあります。この水頭症の青年のように、たとえ大きな部分がごっそり欠落していても、残った部分が新しい働きを獲得するのです。まことに驚くべきことといわざるをえません。

この大脳皮質のない天才と対照的なのが、一八世紀末、フランスのアヴェロン県で発見された野性児ヴィクトールです。狼の群れのなかで育った彼が保護されたときの推定年齢はおよそ一二歳、原則としては二足歩行ですが、疲れるとすぐに四足歩行に移ってしまったそうです。嗅覚はきわめて敏感ですが、通常の人間ほど視覚は発達していなかったといいます。彼の唯一の楽しみは、食べることと休むことで、寒さにはまったく頓着せず、全裸で平気でした。

ヴィクトールを保護したイタールという医師は、彼にフランス語を懸命に教えましたが、結局、ヴィクトールはついに一言も発することなく、四〇歳でその生涯を終えたそうです。

このアヴェロンの野性児でわかることは、幼少時に人間文明から隔絶されたヒトの脳、とりわけ人生のごく初期の一〇歳ぐらいまでの脳は、言語獲得に致命的な障害を受けるということです。人間の脳の正常な発達には、人間社会とのたゆまぬ接触、刺激が欠かせないことがわかります。

この二つの例が示しているのは、私たち人間の脳は、外部環境からさまざまなバランスのとれた刺激を受けることによって、まともに発達していくということです。脳が可塑性をもっているというのは、そういう意味なのです。

私が脳を円熟させようというのも、この脳の可塑性あってのことです。人間、二〇歳を過ぎたら、脳細胞はどんどん死んでしまうとか、記憶力が豊かなのは若いうちだけだなどと、脳というものを、修理不能な精密機械であるかのように固定化して考える必要はありません。

脳は成人してからは衰えるだけと思ったら、とんでもない間違いです。脳は年をとってからでも日々、自らを更新し、より豊かに複雑に円熟していく可能性をもった、驚くべき存在なのです。

(3) 五感でフルに快感を味わい動物脳を鍛える

脳を鍛えるとは、動物脳を鍛えること

ここまで私は、円熟した豊かな人生をおくるためには、脳を鍛えて、円熟脳をつくらなければならないと、再三くり返してきました。では、円熟脳をつくるためには、どういう鍛え方をしたらいいのでしょうか。

その方法は、いろいろありますが、脳を鍛えるといっても、受験勉強のように暗記し

たり、論理性を訓練したりすることではありません。

健康で、気持ちよく生きることのできる脳を育てるには、「見る」「聞く」「味わう」「嗅ぐ」「皮膚で感じる」という、本来、動物としての私たちにそなわっている「五感」を思いっきり働かせるようにすることが、なによりも必要なことなのです。

かといって、けしてむずかしいことではありません。ふだん私たちが行っていることを少し意識して実行してください。山野や海辺に出かけていって、気持ちのよい日ざしを浴びたり、さまざまな匂いを運んでくれる風につつまれて一日をすごします。

「わぁ！　気持ちいい～！」と大きな声で感動してください。

愛しあっている恋人同士であれば、意識して手をつないだり、抱きあったり、時と場所によっては、キスしあったり、のびのびとセックスする。

趣味の野菜作りに汗を流したり、草木染にチャレンジしたりするなど、ヒトに本来そなわっている動物としての手足と、さらには五感を、フルに働かせて、心地よく、楽しい日常生活を心がけることです。

脳を円熟化しなさいといっても、それは特殊なことは必要としません。日常的に私たちが体験している快感を意識するだけでいいのです。人間としてごくあたりまえの、気持ちよさの追求こそが、もっともだいじなことなのです。

その理由としては、私たち人間の持つ、脳の構造に大きくかかわっています。私たちの脳は、私たちがまだ動物だったころに形成された古い脳の上を、「前頭葉」を中心とした新しい脳がぐるりと包みこむように形づくられています。この前頭葉は、言語活動を行ない、ものごとを認知したり、類推したりするなどの、精神活動をつかさどっています。そのうえ、考えたり、計画したり、判断したり、創造したり、恋愛したり、石にかじりついてでもやり遂げる、といった人間でしかやりえない行動をプログラムし、ゴーサインを出してくれるところです。「前頭葉」こそ、私たちを人間らしい生き物にするための脳の重要な部分になります。

しかし、だからといって、前頭葉がすべてというわけではないのです。脳全体がバランスよく機能するには、前頭葉の下部組織である動物脳、すなわち「大脳辺縁系」がいきいきと活動していることが欠かせません。

なぜなら大脳辺縁系は、私たちにとってたいせつな、快、不快、安心、恐れ、怒り、といった原初的な感情（情動）をつかさどるセンターだからです。

ここがしっかり機能しないことには、私たちはいつも不安で、落ちつきのない状態におちいります。よく偏差値秀才のなかに、頭はいいのだけれど、豊かな感情・生命力に乏しく、人間的魅力に欠ける人がいます。こういうタイプの人は、この大脳辺縁系の働きが弱く、脳がトータルにその機能を発揮していないといえましょう。


大脳辺縁系は、かつて私たちが哺乳動物だったころに、「嗅脳」と呼ばれていたところが進化したものです。ここには、人間にとってきわめてたいせつな「海馬」、「扁桃核」、そして、それらとつながりを持つ「視床下部」が存在しています。

なお、視床下部とは、親指の頭ぐらいの大きさで重さも五グラムぐらいしかありませんが、体温やホルモン、水分の調節、食欲、性欲、体内時計など、人間が生きていくうえでの重要な機能をコントロールしているところです。

「嗅脳」という言葉からも想像できるように、嗅覚や味覚は、この大脳辺縁系が処理するたいせつな感覚です。この味覚、嗅覚の情報を入力するところが扁桃核です。扁桃核は、自分自身を守る防衛行動や、逆に相手を攻撃する行動にかかわっています。

個体維持のほかに動物にとって重要なことは種族維持です。性行動や社会行動などがそれにあたりますが、ここにかかわっているのが海馬です。海馬は視床下部とつながっていて、私たちのまろやかな感情をつくってくれています。霊長類にとって原始的な情動である、快、不快、恐れ、怒りの感情はここで演出されるのです。

このように大脳辺縁系には、個体の維持、種族の保存という生命活動と、人間の三大本能である食欲、性欲、集団欲が宿っています。そして、その欲求をよりよく満たすための快・不快、怒り、恐れといった、人間の基本的な心が息づいているのです。

脳の3割以上を占める前頭葉

前頭（額）にある前頭連合野は、脳のソフトウェア

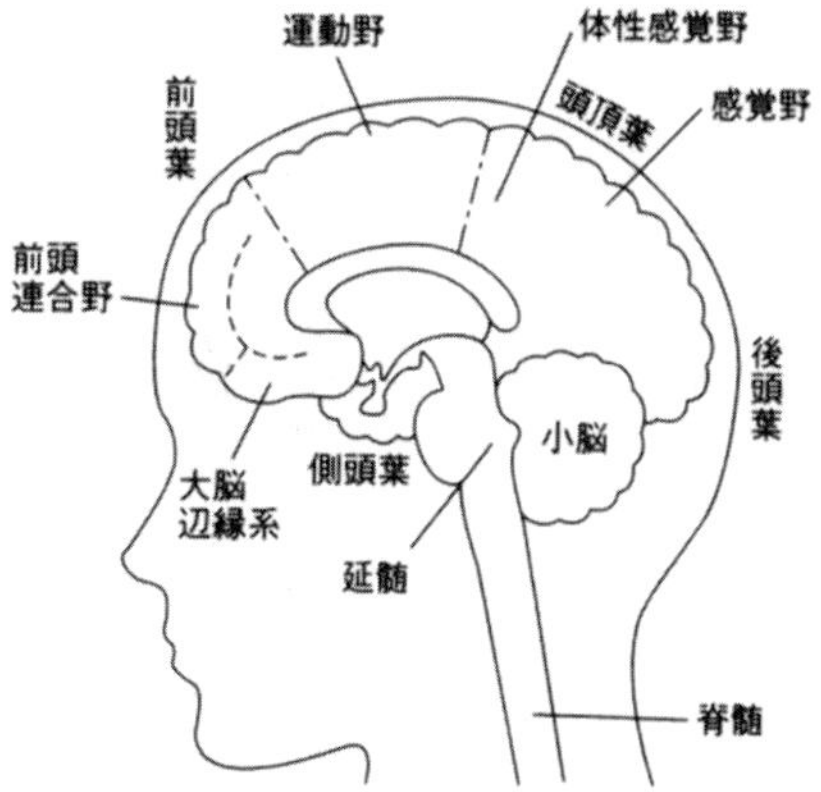

円熟とも深くかかわる動物脳（大脳辺縁系）

海馬・扁桃核は、大脳辺縁系の主要部分

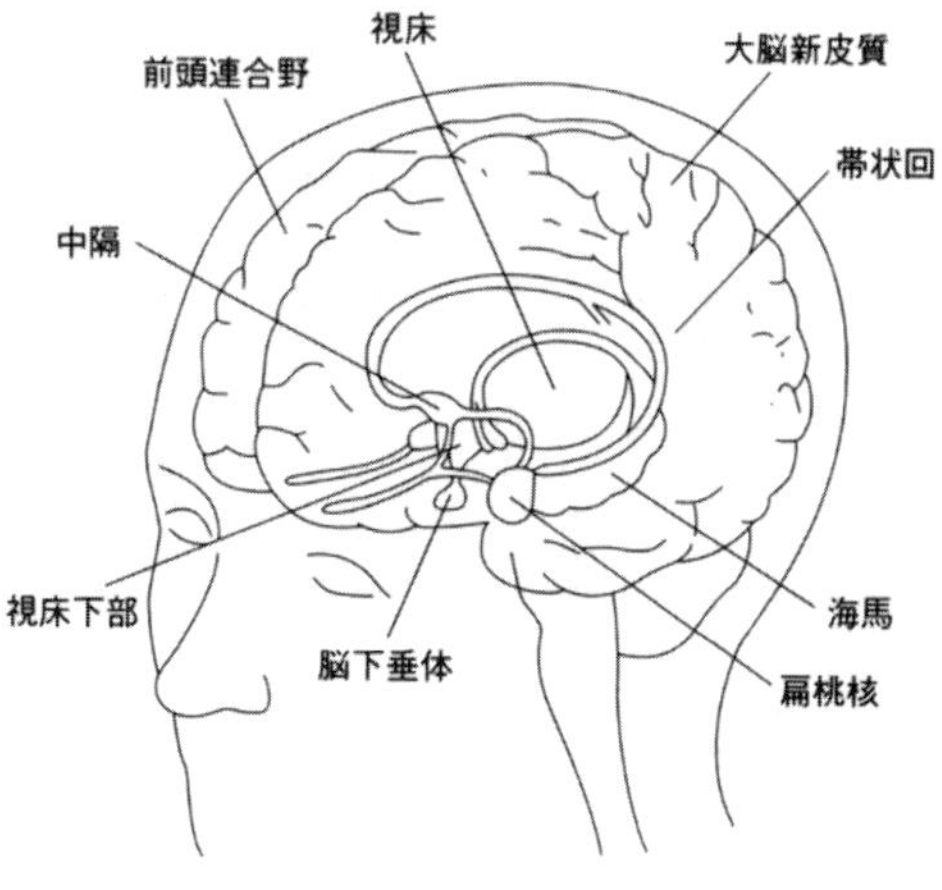

動物脳を満足させないと、心も荒れてくる

こうした動物的本能の大脳辺縁系に対して、言葉をつかさどる大脳新皮質では、人間の行動を律する理性・知性がやどり、喜びや悲しみや妬みの心が働くわけですが、ヒトの行動は、この二つの新旧の脳、大脳辺縁系と大脳新皮質の、おたがいのかけひきによって決まってくるのです。

これはひじょうにたいせつなことです。大脳辺縁系をたいせつにしないと、しだいに心が荒れてくるから不思議です。

古い脳と新しい脳は、つねにキャッチボールをしており、おぎないあっています。言葉の世界と、原初的な感覚がせめぎあうことで、私たちの精神は成立しているといってもいいでしょう。すなわち、私たちの精神世界は、味覚、嗅覚、触覚などの原始感覚によって、その活動を支えられているともいえるのです。

ですから、この感覚をないがしろにしたら、前頭葉は発達しませんし、十分に機能す

ることもありません。

たとえば人間の赤ん坊は、まず口でものを感じるところからスタートします。口腔は原始感覚の宝庫です。赤ん坊は、おっぱいを吸うことによって、お母さんが何を食べたかを知覚し、外の世界を知ります。お母さんが変なものを食べて、それがおっぱいに出ると、そのおっぱいを拒否します。また、赤ん坊は何でもしゃぶって、そのモノと自分との距離や、大きさなどを知ります。この感触なしに育った赤ん坊は、脳の発達にアンバランスを生じます。

嗅覚もたいせつです。小さいときから蓄膿症で、においがわからない子どもは、学習能力が遅れると報告されています。またアルツハイマー症になると、嗅覚がシャットアウトされ、脳の機能に不全が生じます。ネズミの鼻に栓をして育てると、迷路を抜け出させる学習をさせてもまったくできず、交尾も不能となります。

嗅覚が損なわれると、たいせつな脳の働きが遅れてしまうのです。深刻なアルツハイマー患者の多くが嗅覚を失っていることに気づいてください。

動物脳の危機は、人類の危機

現代のように、すべてがモノで囲まれた環境になってくると、こうした原始感覚はどうしても損なわれやすくなります。人間だけでなく、地球上の生物のリズムは太陽の明暗、寒暖のリズムにしたがっており、それは遺伝子にしっかり刷り込まれています。月経、性交、出産をふくむ生殖のリズム、体温や血圧のはたらき、ホルモンの分泌も遺伝子にセットされた体内時計によって変化します。

ところが、現代の都市に生きる私たちは、ほんとうの闇というものを失ってしまいました。昔の夜はまっくらで、おばけごっこもできたのに、いまはそんなことは不可能です。自然環境もさんたんたるもので、小川のせせらぎも、野の花のかおりも、ほほを撫でる風のそよぎも、感じとることができません。

昔は広い原っぱもたくさんあって、路地や裏通りもありました。そこには語り部がいて、子ども同士、あるいは子どもと大人が交流するたいせつな場所でした。しかし、いまや人と人のあいだには、スマホによるSNSなどがわりこんで、人間同士が直接的な交流をすることは少なくなりました。そして、子どもたちは外部から遮断された、エアコンをきかせた密室でスマホアプリに支配されてしまうのです。

自然との接触、人と人の直接の触れ合いが少なくなったその結果、原始感覚をフルに回転させて味わい、そこからさまざまな思いをめぐらせるという世界がきわめて狭くなってしまっています。こういう時代だからこそ、意識して動物脳に刺激をおくるようにして、脳全体のバランスをとりもどしていく必要があるのです。

視覚だけが肥大化した現代人

五感を刺激するということで考える必要があるのが、すでに述べましたが、現代は「視覚偏重」社会だということです。もともと現代人の脳が外界から受け取る情報のうち、八〇パーセント以上が視覚からくる情報だといわれています。実際、私たちの日常生活における行動は視覚にたよっています。暗闇でも行動できるネコなどとちがって、私たち人間は、真っ暗で何も見えないと家の中でさえ自由に動けないのです。

はじめて直立した私たちの祖先は、いざ、立ち上がってみると、大きく世界が変わりました。それまで目先のものを鼻でにおいをかぎ、舌でたしかめていたものが、視点が高くなったことで、遠近、濃淡、色調、動きなどのすべてを、遠感覚でとらえることができるようになりました。いきおい、視覚系は猛烈に進化しはじめました。そしてヒトは、いま私たちが暮らしている、高度に発達した文明にまでいきついたといえましょう。

しかし、それでも、ついこのまえまで、私たちは視覚以外の四感をかなり使ってきたはずです。なかでも嗅覚は幅をきかせていました。それが証拠に、においは人間の記憶に、大きく関わっているのです。「母親のにおい」という言葉があります。

久しぶりに帰郷して、昔のままの実家に足を踏み入れると、忘れていた子どものころの記憶がどっとよみがえってくるのも、昔のにおいが残っているからでしょう。

肉まんのにおいをかぐと子ども時代を思い出すという人もいますが、こうした体験は多くの人にあると思います。嗅覚記憶は、視覚記憶を側面からサポートしているのです。

つまり、視覚以外の四感は、二本足で立ち上がって以後、どうしても視覚偏重になりがちな私たち人間に、嗅覚や味覚の記憶をよみがえらせては、脳がロボット化しないようにしてきたのです。

ところがどうでしょう。現代文明では、本を読んだり、テレビ、ビデオを見たり、クルマの運転をしたり、パソコンやスマホを操作したりなど、ますます視覚情報が生活の大きな部分を占めるようになっています。

子どもたちを見てください。彼らの周囲には視覚メディアがはんらんしています。マンガ、アニメ、ファミコン、スマホ……と視覚情報があふれかえり、彼らを24時間捕らえて放しません。視覚情報だけで快楽するようになった子どもたちの脳の回路は、大人になってからも、洪水のごとく溢れる視覚攻勢にさらされています。

たとえば、たった一人の部屋で、アダルトビデオを見てマスターベーションする若者。

相手のにおいも、やわらかい（あるいはたくましい）身体の感触も、肌ざわりもなく、舌で味わう感覚も、そしてペニスを挿入し、粘膜を通じて得る、あのすばらしい融合感もない、ヴァーチャル・セックス。

視聴覚刺激だけでエクスタシーらしきものに達する「脳内射精」。そこから行き着くのは、セックスレス夫婦、いや、もはや男女が触れ合うことのない、セックスレス社会でしかないでしょう。

皮膚感覚を刺激すれば、植物人間の脳も回復する

触覚は、私たちヒトが、人間であるうえで、きわめて重要な働きをしています。それは私たちの脳が、発生期の初期に、皮膚が中にへこんで発達したものであることをみても明らかです。

お母さんのお腹のなかで、赤ちゃんが生育するプロセスを見てみましょう。動物でも、植物でもそうですが、生物が生育するときは、まず最初に、内側を保護する外側の皮や

膜ができます。人間も同じで、胎児は外側に膜ができ、その膜の中に内臓が浮かんでいる形になります。やがて、この膜は内側にめりこんでいき、前後に長く伸びていきます。それが脳です。前に伸びたところは膨らんで脳の本体になり、後ろに伸びたところは、脊髄神経系になります。

こうしてみると、皮膚と脳はいわば兄弟のような関係にあることがわかります。皮膚を刺激すれば脳が刺激され、刺激を受けた脳から命令が出されると、ホルモンの関係で、皮膚がつややかになります。いい恋をすれば、女性は顔や肌の色つやがよくなり美人になると言われるのは、まんざらウソでもないのです。

やがて胎児の皮膚には、目二つ、耳二つ、鼻二つ、口の七つの穴が開きます。これは見たり、聞いたり、嗅いだり、食べたりして、自分をとりかこむ環境と直接に交流する場所です。つまり、人間にとってきわめてたいせつな感覚器は、皮膚から発生しているのです。皮膚感覚がいかに人間にとってたいせつか、ここにもその理由があるのです。

私たち現代に暮らしている人間は、一見、健康に何の支障もなく活動しているように見えて、そのじつ、脳のほうは、ある意味で植物人間状態にあるのではないでしょうか。視覚刺激ばかりを追求し、見たものだけで脳を快感させ、視覚以外の四感をどんどん切り捨ててしまっているのが現代人なのです。実際、高度成長の波は、私たちに、くさいものやザラザラヌルヌルしたものや、酸っぱいもの、苦いものを切り捨てさせてきたのです。そんな私たちの脳をリハビリするには、たゆまず、あきらめず、皮膚感覚を刺激していく以外に方法はないとさえいえるのです。

ほんとうの快感は、身体性をともなう

このような皮膚感覚と脳の関係でいえば、精神的円熟には、身体的な喜びがついてまわります。つまり、身体性をともなって、精神的な喜びを感じるということが、脳の活性化にはもっともたいせつなポイントなのです。その典型的な例がセックスです。

セックスは、人間の幻想に大きく依拠していますが、同時に、人間と人間の身体の勝

負ともいえましょう。相手の身体を抱き、そのにおいを嗅ぎ、手の感触で確かめ合い、皮膚と皮膚を接し、最後には粘膜を融合させながら、二つの肉体がひとつになる行為です。セックスならずとも、手を触れ合ってお互いの体温を確かめ合い、心を通して信頼と愛を感じるだけで、私たちは無上の喜びに達することができます。

これに対して、アダルトビデオなどの、視覚情報だけで性的に興奮し、オーガズムを得るマスターベーションも、前頭葉を発達させた人間にとって、たしかにセックスの一ジャンルであることはたしかでしょう。しかし、ホンモノのセックスが与えてくれる、より深く、豊かで、心からの快楽とはくらべ物になりません。

ヒトの脳は、何かの目的を達するために行動を起こして身体を動かしたり、運動したりしたときに、その働きかける対象とのかかわりのなかで、五感を通じて爽快感、達成感、解放感、郷愁などの「すばらしい」という感覚を得ます。

この「すばらしい」＝「気持ちよかった」という感覚は、ふたたび身体のなかで、つぎなる行動を誘発します。つまり感覚がまた、運動を仕掛けるのです。つまり、運動↓

感覚→快感→運動→感覚→快感という、前頭葉と大脳辺縁系のキャッチボールが行なわれます。

こうしたキャッチボールが数かぎりなく続くうちに、それがやがて、上位の精神的な快楽につながっていきます。そして、脳はしだいに活性化していきます。同時に身体も運動によって活性化していきます。その結果、少々老化したとはいえ、その年齢相応の快感、あるいはそれ以上の快感を得るわけです。

脳を円熟させるには、快感がだいじといっても、たんに心のなかで快感を叫ぶだけでなく、そこに身体的動作がついて回ることがたいせつなのです。それこそが、ほんとうに円熟した姿ではないかと思います。

どんな運動が脳にいいのか

ここで誤解してもらっては困るのは、意味もなく激しく身体を動かして汗をかけば、脳が活性化するわけではないということです。

健康ブーム、ダイエットブームの昨今、どんなところにもスポーツクラブがあり、多くの人が、高いお金を払って一心不乱に身体を鍛えています。しかし、そうした人たちの表情を見ると、あまり楽しそうではないのが気になります。

失礼ながら私には、スポーツクラブで汗を流している人たちの多くは、回転する環のなかをグルグル回るネズミのように、時間がくるまで、苦痛にたえながら必死にやっているイメージが多い気がします。ノルマを達成することだけを考え体を動かし、それが終わるとシャワーを浴びてさようなら、です。たしかに運動はしていますが、それは、たんなるカロリー消費と、筋肉強化でしかありません。なかには、その後ビールを飲むためのエクササイズと割り切っている人もいるようです。

こうした「運動」は、たとえば農作業や趣味の園芸、あるいは俳句の吟行といった、前頭葉を活発に使う、精神性の高い運動とは基本的にちがいます。

ご当人たちは、そうしていれば健康でいられると錯覚しているようですが、こうした運動は、脳の円熟化とは無関係といえます。たんに肉体を鍛える、健康管理をする、ということだけにとらわれていては、ほんとうの目的を見失ってしまいます。かんじんなのは、精神性と身体性の、よりよきバランスということです。

その意味で、スポーツクラブで苦しい思いをして肉体トレーニングをするより、散歩をしながら俳句をひねったり、バードウォッチングをしたり、あるいは家じゅうの床をピカピカに磨きあげるといった「気持ちのよい」身体トレーニングのほうが、脳を円熟させていくうえでは、はるかに効果的であり、ひいては体の健康を保つことにもなると知っておいてください。

(4) 自然とのふれあいが円熟への早道

都会生活から奪われた「遠いまなざし」

多くの人々が自然のなかでの暮らしを求めているのは、現代の都会生活のなかでくたびれ果てた私たちの脳が、懐かしい原風景へとたちかえることを求めているからではないでしょうか。

いま、日本人の多くが暮らしている都会の風景は、これまでの日本人の歴史では経験されたことのなかった、かなり特異なものです。都会には地平線、水平線がありません。視線はすべて、直立する高層建築によって遮断されています。経済効率が最優先された結果、建築は上方へ、上方へと競って伸びていき、その結果、東京には空がなくなってしまいました。

東京の山の手線に乗って、一周してみれば、以前は遠くまで見通せた風景が、いまではまったく見通せなくなっています。見えるのは、高層ビル群の窓、窓、窓、それだけです。東京で遠くまで展望できる場所といったら、荒川や多摩川の河川敷と、皇居周辺ぐらいなものです。海を求めて湾岸にいっても、はるか沖まで埋め立てられ、水平線の一部がようやく見える程度です。

いや、これにも例外があります。東京でも遠い地平線を見渡せる場所があります。それは、皮肉にも、私たちから遠いまなざしを奪っている、高層建築の最上階です。私たちは地上四〇階、五〇階という超高層建築の頂上にたってはじめて、遠い山脈や水平線、日の出、日没の光景を望むことが許されるのです。

現代の都市で暮らすということは、かつて私たちが直立歩行することによって、初めて獲得した「遠いまなざし」を喪失してしまうということです。丸の内や東京駅あたりで、歩いている人々を見ていると、それがよく現われています。人々はけっして空を見あげたり、遠くをながめることなく、視線をこころもち自分の足元前方に落として、せかせかと先を急いでいきます。

そこには、遠い未知のものにあこがれるまなざしも、壮大なるものに対する畏敬の念もありません。その目に映っているのはわずか数メートル先、せいぜい十数メートル先のことがらです。

この人たちのまなざしには、豊かな感情は映し出されていないように思えてなりません。そうした現代人の都会暮らしに脳が抵抗するのは当然でしょう。

田舎暮らし、自然のなかでの暮らし。これを求める人が増えているのは、都会暮らしで喪失しつつある「遠いまなざし」をもう一度回復したいという、人間として根源的な欲求に発しているように思います。

ほんとうの円熟社会とは

私たち人間は、ヒトである前にまず動物なのです。動物はモノを食べ、排泄し、ホルモンを分泌し、においを出す存在です。しかし、現代社会は、過剰な「清潔志向」に陥り、においや汗を追放しようとしています。その結果、ヌルヌル、ベトベト、といった生物が本来持つ、生命の感触を失いつつあります。

このようなひとりよがりの清潔志向が、ヒトという生き物にとって、きわめてあぶない兆候であることは、いうまでもありません。

本来、ヒトという生命体は、細菌やウイルス類とも共生関係を結ぶことによって、その生命を維持しているのですから、細菌やウイルスをすべて遮断しようというのは到底不可能であり、もはや自殺行為でしかありません。一切の菌類やウイルス類を遮断した無菌室でしか生きられない患者になろうとしているのです。人類を襲った“エイズ”、今回の〝コロナ禍〟もその兆候だといえるでしょう。

こうした奇形ともいえる状態を脱して、ヒト本来の生き方をとり戻すには、なにはともあれ、聴覚、嗅覚、味覚、触覚を、ふたたび活性化して、回復させることです。視覚によってほとんど支配されてしまっている日常生活のなかで、ちょっと立ち止まって、聴覚、嗅覚、味覚、触覚で自分の周囲を見なおしてみてください。

たとえば、近所を散歩するおりでも、風景や景物を目で追うだけではなく、手で触れてみたり、においをかいでみたり、ときには舌で味わってみてたしかめてみてください。花が咲いていたら、「キレイだな」で通りすぎるのではなく、鼻先を近づけてにおいを嗅いでみることです。そして、手先で触れてみることです。

可愛い子犬がいたら、腕にだきあげて、頬ずりしてみてください。そして、犬のにおいというものを嗅いでみるのです。街中におもしろい彫刻があったら、手で触れてみて、その感触をたしかめてください。ただ見るだけとは、またひと味違った鑑賞が得られるはずです。

あるいは公園のベンチにすわって、目をとじてみてください。目をとじて視覚を遮断すると、いままで気がつかなかった木の枝の揺れる音や、ほほをなでる風の感触、太陽の光のぬくもり、あるいは自分が着ているセーターの感触など、じつにさまざまな情報を私たちの体が受けていることに、あらためて驚くはずです。

モノを味わうのでも、たんに甘いとか、塩辛いといった、単純な味ばかりでなく、酸っぱいもの、苦いもの、渋いものを積極的に味わってみることです。グルメブームなどといいながら、現代人は味について、きわめて鈍感です。甘かったり、辛かったりと、口当たりのいいものはいくらでも味わうクセに、苦い、渋い、酸っぱいについては、かんたんにギブ・アップしてしまっています。そのため、現代人は、自然本来の果物や野菜のもつ、微妙な味わいがわからないのです。

いずれにせよ、大脳辺縁系の動物脳を活性化することは、私たち現代人にとっての急務だと思います。これまで、ずいぶん悲観的なことも述べてきましたが、都会生活でも、ちょっと足を止めれば、五感をフルに働かせて動物脳に刺激を与えることができるのです。それが脳を円熟させることにつながると同時に、五感を通じて、人類はこの地球環境のなかにわかちがたく溶け合ってこそ、はじめて生きていけるのだということも、身をもってわかってきます。

自然を排除するのではなく、自然との共生をはかる社会へと、個人だけでなく、社会全体も円熟してこそ、豊かで、多くの人が楽しく生きられる円熟社会を迎えられるでしょう。

第二章

一病息災の健康学

(5) 健康幻想という怪物に振りまわされていませんか

健康幻想に踊らされている日本人

現代人はとくに「健康」という言葉に対して敏感になっています。ガンや脳卒中、心疾患にかからないかと多くの人がおびえ、健康にいいとされることには人々の注目が集まります。

もちろん、死ぬまで健康で、長生きできればそれに越したことはありません。その願いをかなえるべく、現代医学が進歩して、多くの病気を治してきました。昔は不治の病とされていた結核も、現代ではおそろしい病気ではありません。多くの生命を奪ってきた天然痘にいたっては、絶滅宣言すら出されました。いまや病原体の痘瘡ウイルスは、研究室の試験管のなかで厳重に〝保存〟されているのです。

医学の発展とともに、いわゆる伝染病がつぎつぎに退治されていくのを見て、私たち人間がつぎのように考えるようになったのは、すこしも不思議はないかもしれません。「いつの日か、人類はありとあらゆる病気を克服して、みんなが健康に生きられるようになるはずだ」

ガンにしても、昔はガンが出るまえに多くの人が死んでいきました。ガンが日本人の死亡原因のトップを占めるようになったのは、多くの人が長寿になったからにほかなりません。長生きすれば、ガンにかかるリスクは当然高くなるのですが、それがいっそう日本人の健康への不安に拍車をかけているのでしょう。

とにかくわが国では歴史上、これほど〝健康産業〟が発展したことはありません。エステティックやスポーツクラブの大流行。何やら得体の知れない健康食品の氾濫。二十代の若者たちはせっせと栄養サプリを常用し、スナック菓子まで「カルシウムがとれる」「ビタミンC入り」をうたったものが登場するといった具合です。

しかし、そうした「健康にいい」ものを追い求めても、それで健康になれた人がはたしてどれくらいいるのでしょうか。私にいわせれば、こうした〝健康幻想〟に振りまわされている脳は、円熟にはほど遠い未熟な脳であり、当然、円熟の楽しさも得られないでしょう。

円熟について考えるとき、もちろん健康は大きな要素になってくるのですが、それには、私たちのこれまでの健康観そのものを見直してみる必要があるのです。

二元論では何もわからない

ここで一つ考えてみなければならないことがあります。それは、「そもそも健康とは何なのか」ということです。これまで人びとは、病気の原因になるものを何とかして排除しようとしてきました。

細菌、ウイルス、ストレス、タバコ、あるいは公害の原因になるもの。こういった〝悪者〟をとり除くことによって、人間は病気から解放され、健康になれる、と考えてきました。そして、悪者・害をなすものを一生懸命駆逐しようとしてきたのです。

つまり、「病気をなくすこと」が「健康」だ、という健康観がその根底にはあるわけです。健康が善であるのに対して、病気は悪であり、両者はあい対立するものだというとらえ方です。

その証拠に、病気で倒れる人間は敗北者だと思われてしまいます。体の調子が悪くても、オチオチ会社を休んでいられないのです。また病気は、悪くすれば犯罪と同じように見なされます。

「あいつは、この会社のガンなんだよなあ」

こんなふうに、ガンという病気が、ダメな人間、劣った人間をたとえる言葉として使われています。ガンだけではありません。ハンセン氏病は、フランスなどではダメな人間の代名詞として使われています。かっては、エイズ患者に対しての差別がとくに問題でした。病院のなかには、エイズ患者の治療を拒否するところもあるのです。エイズ患者がいると、ふつうの患者さんが怖がって来なくなるというのがその理由ですが、エイズの感染力が低いことをいちばん知っているはずの医療現場でそうした差別が行なわれていたのは、まことに悲しいかぎりです。差別のために、エイズ患者は、病気だけでなく、精神的な苦しみまで背負わされていたのです。

しかし、こんなふうに病気を「悪」としてとらえ、それを排除するだけで健康になれる、と考えるのはどうもおかしいのではないか、と思うのです。ものごとを白か黒か、あるいは善か悪かの二つに分類して判断する二元論は、ギリシヤ以来の西洋的な考え方ですが、この二元論には疑問を感じずにいられません。

たとえば、日本でも昔はハンセン氏病は〝業病〟とされた時代がありました。そして、患者たちは社会から排除されるということが、つい最近まで行なわれていたのも事実です。しかし、その一方で、彼らは神に近い存在として敬われたこともあるのです。聖なる印を背負った者として、たいせつに扱われたのです。日本では、病気はかならずしも「悪」ではなかったわけです。

こんな考え方の痕跡は、いまでも残っています。たとえば、政治家や芸能人。汚職の疑いをかけられたり、何か都合が悪くなると、決まって入院します。相撲の世界でも、負けがこんできた横綱や大関は、すぐに入院してしまいます。そして、いったん入院してしまえば、日本の社会ではそれ以上責任の追及を受けることはありません。病気だったらしかたがない、と免罪符を与えてしまうのです。

つまり、病院が一種の聖域となっているわけです。病気になったというと、それは人事を超えた天の意思であるかのように受けとられます。ほんとうに病気かどうかはわかりません。いや、たいていの場合、見えすいた仮病にすぎません。

しかし、私たち日本人はそれでも許してしまうのです。日本というか東洋の病気についての考え方には、こうした二元論ではくくれない見方があったのです。

しかし、西洋的な二元論では、こんな考え方は出てきません。病気と健康は対極にあるものであり、病気そのものが悪と考えるからです。ですから西洋医学にもとづく現代医学は、健康になるために、必死で病気を取り除こうとします。悪いところがあれば、たいせつな臓器であろうと、それを切り取ってしまうことをいといません。とにかく悪いところさえ排除すれば、健康になれるというのですから。

白か黒かのどちらかしかなく、そのあいだのグレーの部分は切り捨てているのが二元論の考え方です。しかし、ほんとうにそれで、人間の体がわかるのでしょうか。

人間は病気を持っているのがあたりまえ

二元論で言えば、健康なのが正常、病気は異常ということになります。両者はまったく相いれないものなのですが、この二つは、それほどはっきり区別されるものなのでしょうか。健康と病気とのあいだには、はっきりした境目があるのでしょうか。というのは、そもそも私たち人間というのは、だれでも病気の原因をもっているからです。

たとえば、人間の遺伝子を構成しているDNAの中に、ガンの原因となる遺伝子が四〇～五〇個もあります。この遺伝子が、何らかのきっかけによってガンを生み出すことになります。

人間の体は六〇兆もの細胞でつくられていますが、毎日、そのうちの二パーセントである一兆二〇〇〇億の細胞が新しい細胞に入れ替わっています。このときに遺伝子がコピーされますが、一兆もの細胞があれば、そのなかに一つや二つコピーミスが生じ、その細胞がガン細胞化したとしても何の不思議もありません。

また、私たちを取り巻く環境の中には、化学物質、ウイルス、放射線など、遺伝子障害を起こすいろいろなものが存在しています。これらの影響によって、遺伝子情報にミスのある細胞のガンが促進されるわけです。実際、火のついたタバコを踏んだためにガンになって死んだ友人がいました。彼は、そのタバコの熱がきっかけで悪性の黒色腫ができ、それが全身にまわってしまったのです。

また、女性の子宮ガンの場合、一〇〇パーセント、ウイルスによって感染します。このウイルスは乳頭腫ウイルスといい、いうならばイボ作りのウイルスといってもよいでしょう。そして、男性からセックスによって移されるのです。その証拠に、尼さんにはこのウイルスはないとされ、子宮ガンもひじょうに少ないことがわかっています。

このように、ちょっとしたきっかけによって、私たちの遺伝子そのものがガンを生んでしまうのです。もし、ガンの原因となる遺伝子が存在していなかったなら、どんな条件でもガンはできないでしょう。私たちは、生きているかぎり、ガンを内在させているのです。実際、私たちの体のなかで小さなガンはしょっちゅう生じているのですが、体の防御システムがうまく働いているときは、それが大きくならないうちに退治されてしまうので、ガンとなって発病しないだけの話なのです。

たとえ一つの病気を克服できたとしても、また新たな病気が登場します。

いってみれば、病気と人間は切っても切り離せないものなのです。私たちは、病気を持っていてあたりまえなのです。頭のてっぺんから爪先まで、どこを探しても病気はまったくない、などという人はおそらくいないでしょう。「病気がなくて健康」などという状態は、現実にはありえない幻想でしかないのです。

人間はもともとボーダーレスな存在

私たちはそろそろ、健康と病気を対立させ、二つに分けて考えることをやめなければならないと思います。「病気と健康」だけではありません。いろいろな分野において、私たちは二元論から脱出しなければならないようです。

たとえば、男と女という対立です。ニューハーフなどがあたりまえのように受け入れられ、社会的にも男と女のボーダーラインがあいまいになってきています。このような社会現象が現われるのも、じつは当然なのかもしれません。というのも、肉体的な性別と、脳の性別がくい違っていることがあるからなのです。

脳の中の視床下部というところに「性的二型核」という性欲中枢があります。この部分は、成人男女で大きな差があり、男性の核の大きさは女性の二倍にもなります。ところが、この部分は生まれた時点では男女の区別がはっきりしていません。四歳までは男も女も同じように成長していきます。

しかし、四歳を過ぎると、はっきり男女の差が現われてきます。その後、六〇歳ごろまで、男性の性的二型核の細胞数はほとんど変化がないのに対して、女性の核の細胞は四歳以降どんどん減っていきます。つまり、人間はおぎゃあと生まれたときに、男と女では性器がちがい、肉体的には男女ははっきり分かれていますが、脳はまだ男女の違いがない、ボーダーレスの状態ということなのです。

しかも、ややこしいことに、男性器の持ち主でも、性的二型核の細胞の数が女性なみに減ってしまう人もいるのです。体の性は男性でも、心の性は女性という人です。男性でも女性でもない、あいまいな性です。というより、本来、人間は両性具有の存在と考えたほうがいいでしょう。

性器ももともとはメスが原型で、そこからオスの性器が分化していくわけですし、脳の性分化も、そのときの条件しだいで、男女どちらにでも転びうるのです。そう考えれば、男と女という性別も、明確に分けられる区別があるわけでなく、かぎりなくボーダーレスなのです。

ボーダーレスといえば、たとえば能楽も、ボーダーレスの芸術なのだそうです。最近は各地で薪能が催され、ふだんはお能とは無縁の人でも、その雰囲気に誘われて出かけるようになっています。しかし、この能楽を見物していると眠くなって困るのです。こちらに能楽の知識が乏しく、何を語っているか耳で聞いていてもよくわからないし、舞台はシンプルで、しかもあまりにゆったりした動きなので、いくら目をこらしていても、つい眠くなってしまうのです。上演中に寝てしまうようでは、能楽を見る資格がないといわれそうだと思っていましたが、そんな心配は必要なく、じつは能楽そのものが見物人が眠くなるように仕組まれているのだそうです。

逆にいえば、見物人が眠くならないと困る、とさえいいます。客席にいてうつらうつらと眠くなってきたとき、つまり覚醒と眠りの境目にあるとき、見物人は、能役者の上に降りてきた神を見るからだそうです。

眠りと覚醒。この対立する世界の中間にある「半覚醒」の時間が尊いのだ、と能楽は私たちに教えてくれているようです。

こうしてつきつめていくと、「生」と「死」という、けっして相いれないはずの二つの大きな世界について考えずにはいられません。現代医学は、死というものをいかにして人類から遠ざけ、隠すか、ということを追求してきました。しかし、それこそ大きな誤りだったのではないでしょうか。

お釈迦さまも言っています「人は生まれたから死ぬ」と。仏教では、死から目をそらすのではなく、死をまっすぐ見据え、死を前提として生きることを教えています。生はすなわち死であり、死はすなわち生なのです。死を生と対立するものとして退けるのではなく、生とのつながりで見つめることは、じつはよりよく生きること、人間の精神生活を豊かにしてくれるものではないでしょうか。

病気と共生して、健康に生きる

このように、西洋流二元論は、いま、あちこちでほころびを見せています。二元論ではとらえられない〝真実〟があることに、多くの人が気付きはじめたわけですが、病気と健康の関係についても、まったく同様のことがいえるのです。

西洋医学ではこれまで、病気の原因、たとえば細菌やウイルスといったものを排斥しようとしてきました。しかし、人間は一部の細菌やウイルスとも共生してきたのです。たとえば、悪玉菌の代表のようにいわれる大腸菌ですが、これが腸内にいなければ、じつは人間は食べたものを消化することができません。

また、私たちの周囲の環境を見ても、バクテリアが有機物を分解してくれているがために生態系のバランスがとれています。諸悪の根元のように言われているウイルスですら、人類の進化に貢献してきたものがあるのです。


私たちが生きるということは、こうした微生物と共生し、さらには病気とも共生することだと言えるのではないでしょうか。それなのに、無理やり病気を追放してしまおうとするから、ゆがみが出てきます。

ありもしない「健康」という名の幻想を求めるがあまり、かえって健康から遠ざかっている人もいるのではないでしょうか。健康食やサプリメントをとっているために、逆に日常の食事がおろそかになっている人。高いお金を払ってスポーツクラブの会員になり、体を動かすことよりも「会員である」というプライドを満たしているだけの人。こういった人たちは極端な例としても、きっちり健康管理をして運動もしっかりしていた人があっさり心筋梗塞で死んでしまった、という例もあります。いくら「健康幻想」を追い求めても、病気そのものと無縁で生きることはできないのです。

これからの高齢者社会では、血圧が高いとか、糖尿の気があるとか、病気をかかえた人が増えてくることでしょう。そうした人たちを、すべて「病気だから健康ではない」と切り捨ててしまったら、不幸な人を大量につくり出すだけです。「自分は病人だ、もうダメなのだ」と絶望してしまったら、その人はほんとうに病人になってしまい、生きる気力もなくなってしまいます。

しかし、病気を持っている人でも、病気とうまくつきあって共生していけば、いくらでも健康に楽しく生き、円熟した豊かさを味わうことができるのです。病気の排除から、病気との共生へ。このように二元論を越えて、健康と病気をボーダーレスととらえることころそ、健康について考えるうえで、これからは重要なポイントになってくるのです。

(6)検査数値で健康度がわかるのか

正常値なら健康なのか

○○歳を過ぎたら、毎年一回はきちんと健康診断を受け、体を調べてもらったほうがいいといわれます。その点、私は「医者の不養生」を地でいっていて、人間ドックにはいったこともありませんし、定期的に検査を受けるということもしていません。

その私が先だって、久しぶりに健康診断を受けてみました。その結果、出てきた判定が「C」でした。「A」がいちばんよく、「B」は多少劣り、「C」は「要観察」つまり問題あり、ということですから、私はいってみれば半分病気だと判定されてしまったのです。

自分では同年輩の人たちとくらべてもはるかに健康だと思っていたのに、この判定です。いったい、どこが悪かったのでしょうか。検査結果を子細に見ていくと、ほとんどすべての項目は「正常」となっています。問題はただ一カ所、総コレステロール値の項目でした。

この総コレステロール値の正常値は、その検査では一三〇〜二三〇としており、私の数値は二三五でした。正常値からわずか五だけオーバーしていただけですが、その判定は「C」。そして、この一項目のC判定がたたって、総合判定もCとなり、私は不健康の烙印を押されてしまったわけです。

この判定にはまったく納得がいかなかったのですが、実際、こうした検査結果は、いったいどの程度まで信用できるものなのか。多くの人が自分の健康度の目安にするのがこの検査数値ですから、〝円熟〟と〝健康診断〟との関係を考えた場合、この検査数値についてもみていく必要があるでしょう。

この検査数値ですが、数字を見ては一喜一憂する人が多いのではないでしょうか。

健康診断の種類と検査項目一覧／結果判定

A	異常なし	今回の検査では正常範囲でした。
B	軽度異常	軽度の所見がありますが、特に問題ありません。昨年との変化を確認しましょう。
C	要観察	経過観察が必要です。6ヶ月以内に再検査をお受けください。
D	要注意	経過観察が必要です。3ヶ月以内に再検査をお受けください。
E	要精査	医療機関での精密監査が必要です。1ヶ月以内に精密検査を受けましょう。
F	要治療	医療機関での治療が必要です。
G	継続加療	継続して治療を受けましょう。今回の結果を主治医にお見せいただき、指示に従ってください。
H	再検査	測定や検体に不備があり、検査できませんでした。もう一度調べましょう。

「やれやれ、今回は血圧は大丈夫だった」などと胸をなでおろしたり、「今回は肝機能を示す数値が悪かったから、肝臓の状態がよくないのか」と心配する。その基準になるのが、いわゆる「正常値」といわれるものです。検査の結果出てきた数字が「正常値」の基準に合っていれば「正常」、正常値からはずれると「異常」となるわけですが、この正常値というのがじつはクセモノです。

実際には、健康診断にたずさわる医師のほうでは、検査結果の「正常」「異常」という判定は、それほど気にはしていないそうです。というのも、ある一定の数字を決めておいて、それより高かったら異常、低かったら正常、というように機械的に判定しているだけなので、「異常」と出ても、医師のほうはそれだけで「たいへんだ」と深刻には受け止めないことが多いというのです。しかし、それはあくまでも医師の側の話であって、受診者に結果を伝える場ではちがってきます。

健康診断では、「飲んべえ指数といわれるγ（ガンマ）－GTPの検査で、上限を五〇とすると、五〇であればなにもいわれないのに、五一だと『酒を飲むな』としかられちゃう。天国と地獄の境目の数字は一ということになってしまう。

もともと正常と異常の境界線などというものはあいまいなものです。「数値が五〇の人は健康」、「五一の人は不健康」と言われても、どれほどの違いがあるのでしょうか。私の場合も、二三〇と二三五の違いのおかげで不健康という判定を受けたわけですが、わずか5という数字の違いが、実際にどれほどの影響を体に与えているのか、どう考えてもわからないのです。

正常値の基準だけではありません。検査によって出てくる数値そのものも、どれだけ信用を置けるのかが、じつはあいまいなのです。機械を使った測定など、どこで検査しても同じ数値が出そうなものですが、実際はどうかというと、まったく同じサンプルを各検査機関に送付すると、検査機関によって結果はバラバラになるそうです。

使う機器や試薬を同じにしても、測定する人によって結果が変わってくることもあるというのです。こうしてあいまいな検査数値をもとに、この数値がすこしくらい正常値からはみ出したというだけで「異常」扱いされては、検査を受ける側としてはたまったものではありません。

私たちは、ふだんの生活のなかでも数字を示されると、それが動かしがたい事実のように思う傾向があります。しかし、どうやら、健康診断での検査数値についていえば、その数字を頭から信じ込むのはいささか早計のようです。

さらに問題となるのが個人差です。「正常値」というのは、多くの人の測定結果を分析し、その平均値を取り出したもの（集団正常値）ですが、人間というものは千差万別です。その人にとっての「正常値」が、他の人たちの平均値と一致するとはかぎらないのです。ちょっと総コレステロール値が高めのほうが調子がいい、というような人がいても不思議ではないし、逆に、平均値であってもじつは病気を隠し持っているというケースも考えられるのです。

こうしたことから、最近は「正常値」という言葉を使わず、「異常なし」「要注意」などと言い換えている医療施設もあるようですが、どう言い換えても、基準になる数値からはずれると、「異常」という判定が出るのですから、実態は変わりません。

もちろん、たとえば中性脂肪が平均の二倍も三倍も多いとなると、やはりおかしいと考えざるをえませんが、数値が五や一〇ずれているだけで「異常」扱いするのはどんなものでしょうか。身長も体重も、食事も仕事も住んでいるところも違う人たちをひとまとめにして、機械的な判定によって「異常」を宣告するなど、どこか間違っているように思います。

病院が病気をつくる?!

健康診断で「異常」と言われると、だれでもショックを受けてしまいます。私の場合も、最初に総合判定でCランクの判定だったと聞かされたときは、じつをいえば、おおいにショックでした。

人によっては、それだけでいまにも病気になってしまうかのような印象を受け、不安になったり、落ち込んでしまったりするでしょう。そのため、自分の体が心配で夜も眠れなくなったり、血圧が上がったりして、ほんとうに体の不調をかかえこんでしまうケースもあるようです。

しかし、なかにはこんなことを言う人もいるようです。

「検査結果で悪いところがないと、なんだかかえって落ちつかないんだよ」

一方、病院のほうも、何とかして病気を見つけだそうとしています。病気を見逃すと医者の沽券にかかわるとでもいうかのように、患者さんの心身に大きな負担をかけるさまざまな検査を受けさせ、すこしでも「異常」が見つからないかと探しまわります。そして、なんとか病名をつけようとするのです。それこそが医師としての義務であるといわんばかりに。

こうして、「○○症ですね」などと医師からもったいぶって告げられると、それを聞いたほうは、「ああ、ほんとうに自分は病気だったのだ」と思い込んでしまいます。そして、「自分には病気があるから、休みの日は家でゆっくり寝ていよう」「もうお酒も飲めないし、好物も食べられない」などと、自ら〝病人〟となってしまうのです。

一般の人は、病院とは病気を治してくれるところと思っていますが、じつはそのまえに病気をつくるところでもあるのです。

たしかに、診察の結果、明らかな病気の兆候が発見されたのなら、検査をしてよかったということになります。しかし、いまの診察の多くは機械的なものに終わっています。機械でいろいろな数値を測定して、そのデータだけで診断を下していくのです。本人の顔色や表情などを十分に見ることもなく、紙の上のデータだけを見て「あなた、異常がありますから精密検査をしましょう」という医師たち。医師と患者さんのあいだに、機械がはいりこみ、人間が見えなくなってしまっているのです。

医師である私が言うのもなんですが、日本では病気を治すのは医師の仕事なのだから患者は医師の言うとおりにしていればいいんだ、という考えがまかりとおっているようです。日本の病院で、「人間とはこんなに強いものなんだ」「不調もこんなふうに治せるものなんだ」ということを教えてくれるところはほとんどないでしょう。

自分の体のことを、まったく他人まかせにしてしまうというのも、ほんとうはおかしなことです。自分の体や病気と毎日つきあっているのは、医師でなくて、自分なのです。健康管理は、本来、自分自身で行なっていくもののはずです。そうしたことのできる人というのは、おそらく五感からの刺激に敏感な、円熟した脳の持ち主でしょう。

円熟とは、自分が過労に陥っていて、体が悲鳴をあげているのに、そうしたサインにも気がつかずに過労死まで自分を追い詰めてしまうような悲劇を防ぐことでもあるのです。社会や医療現場が、そうした円熟をサポートするような形になってくれたら、というのが私の願いなのですが。

(7) 心と体の不思議な関係

忠臣蔵のほんとうの原因

ときは元禄十四年三月十四日、ところは江戸城中、松之廊下。通りがかった幕府高家筆頭・吉良上野介義央に、背後から突然、「この間の遺恨覚えたか」と叫んで小刀で斬りかかる何者かの姿。吉良上野介は額と右肩に傷を負ったものの、居合わせた留守居番が抱き留めたため、それ以上の大事には至らなかったのでありました。斬りつけたのは赤穂藩主・浅野内匠頭長矩。言わずと知れた、赤穂浪士の忠臣蔵の発端です。

浅野内匠頭は三十五歳、分別も知恵もある中年世代です。斬りつければお家断絶と決まっているのがわかっていて、なぜ五万三千石の大名である内匠頭が後先も考えず、城中で吉良に斬りかかるという暴挙に出てしまったのか、それは諸説紛々として定まっていません。ここで注目したいのは、一説には、病気のせいだ、ということです。

「痞」と書いて「つかえ」と読みます。この病気は、精神のバランスを崩し、胸がふさがるように痛むのです。胃けいれんもその一種だと言われています。文献では確認できませんが、内匠頭はこの「痞」が持病だったという説があるのです。

その日、内匠頭は御典医から薬湯をもらって飲み、朝廷からの勅使を迎えに出ています。何らかの病気があったことをうかがわせる記述です。また、天候が悪かったことも内匠頭の神経をたかぶらせたのかもしれません。事件の三日まえは一日中雨が降って湿気が強く、前日と当日は曇って肌寒く、うっとうしい日だったという記録が残っています。

もし内匠頭が「痞」だったとしたら、持病のせいで神経が高ぶっているところに悪天候で精神のバランスが崩れ、後先のことも考えられないほど体調が悪くなり、衝動的に斬りつけてしまった……という筋書きができあがります。内匠頭にかぎらず、体の病気のために心のコントロールができなくなってしまうことはよくあることです。

逆に、心が体に影響することもあります。会社勤めをしているあいだ、ずっと安定剤と降圧剤と胃の薬を飲んでいた人が、定年退職後は、そんな薬はもう必要なくなりました。本人いわく「引退してからのほうが多忙だ」そうで、趣味の囲碁や地域のボランティア、社会人勉強など、充実した毎日を送っているとのこと。心がストレスから解放されたために肉体的な病気からも解放されたのでしょう。もちろん、ストレスによって病気を生み出してしまうこともあります。心と体はけっして切り離して考えることができません。

ホリスティック医学

ホリスティックという言葉があります。ホリスティックの語源は、ギリシャ語で「全体」「すべて」を意味するホロス（holos）です。そこから派生した言葉には、全体を意味するwholeがあり、もう一方ではhael（ヒール＝癒し）、health（ヘルス＝健康）、hale（ヘイル＝老人が元気な）、あるいはholy（ホーリー＝神聖な）などがあります。

もともと、健康（health）という言葉自体が人間の「全体」を扱うものだったのです。

しかし、古代ギリシア以来、西洋の科学は物事を細分化して理解しようとしてきました。その結果が現代の科学文明というわけです。

物事をすっきりと二分化して考える西洋科学文明によって、人類の技術力は飛躍的に高まりました。心と体を別々に考え、心臓と肺と胃を別々に考えることによって、医学が進歩してきたのです。

しかし、人間をバラバラにして〝修理〟しようとするような考え方から歪みが生じていることは、すでに見てきたとおりです。いや、機械でも、各パーツの部品がいくらよくても全体的な性能がいいとはかぎりません。西洋的な二元論ではどうしても「木を見て森を見ず」の罠に陥ってしまうのです。

そのことを東洋医学は古代からよく知っていました。漢方にしろ、気功にしろ、あるいはインドのアーユルヴェーダにしろ、即効性にこそ欠けるものの、人間自身が持つ自然治癒力を高め、心と体の全体的なバランスをとることによって病気を治していこうとします。つまり「全体」を整えることが、すなわち「健康」であるというわけです。

ホリスティック医学は、このような考え方に基づいて生まれました。西洋医学では、部品の故障が「病気」でしたが、ホリスティック医学では全体のバランスがとれていないことを「不健康」と考えます。たとえ一つひとつの部品に不調があったとしても、一人の人間全体として見たときに不調がなければ、それで健康なのです。

薬に頼らず免疫力を高める

ホリスティック医学の見地からみた場合、すでにかかってしまった病気を治すこともだいじですが、病気にかからないような状態を作り上げることにも目を向けることになります。心身のバランスをしっかりととることを心がけているなら、病気もはねのけられるというわけです。

この心身のバランスと健康の関係を証明するのが、人間の体に備わった免疫システムです。私たちの周囲には細菌やウイルス、その他の有害物質がごまんとありますが、それでも病気にかからないのは、体内で有害なものを取り除く機能があるからです。これが免疫です。つまり、健康のためには免疫力を高く保たなければなりません。

じつは、この免疫力が、ストレスなどの精神状態と密接な関係があることがわかっています。つまり、「病は気から」というわけです。

医大生の体内の免疫細胞が、卒業試験中と試験終了後二週間でどのように違うかを調べた実験があります。その結果、試験中には免疫細胞があまり働いていないことがわかりました。つまり、体の抵抗力が大きく落ちてしまっていたのです。受験生が試験中に体調を崩しやすいのは、これが原因と言えるでしょう。精神的にも激しく緊張し、運動もあまりしないために、免疫力が落ち、病気にかかってしまうわけです。

学生だけではありません。別居・離婚している夫婦、宇宙飛行士など、ストレスが抵抗力を弱めてしまう調査結果が数多く出ています。心はダイレクトに健康に影響を及ぼすことがわかります。

では、免疫力を高めるにはどうすればいいでしょうか。薬、とくに西洋医学の薬はなるべく飲まないほうがいい、体がもともと備えている免疫力を高めることなど考えず、悪い症状を叩きつぶそうとしか考えていないからです。

その結果、悪い部分をつぶすだけではなく、健康な部分にまで影響してしまいます。たとえば血圧降下剤は、使い方を誤ると、血圧だけでなく、体全体の調子まで下げてしまいます。多くの薬は分解されるときに肝臓も悪くしてしまいます。なかには免疫力を破壊してしまう薬もありますから、注意してください。どうしても使う必要があるときでも最小限にしたいものです。

薬を使わずに免疫をつける方法はいろいろあります。まず、ストレスにあまりさいなまれないこと。これは先ほど言ったとおりです。うまく生活の中に笑いを取り入れていくなど、工夫してみてください。

ただし、ストレスがすべて悪いわけではありません。なかには免疫力を高めてくれるストレスもあります。たとえば肉体的な鍛錬。スポーツなどによって腱、筋肉、皮膚からの刺激を与えると、脳が活性化して抵抗力も増します。いわゆる「快汗」を生む快感ストレスはどんどん味わうのがいいでしょう。要は、ストレスも楽しんでしまえばいいのです。適度な運動を続けることは、したがって、免疫力を高める効果があります。

これこそ円熟脳を鍛えることといえます。

第三章　円熟への生き方

(8) 足るを知る

失ったものを嘆くより、今あるものを生かす

〝円熟〟を目指す生き方を考える場合、いくつかのポイントがありますが、その第一にあげたいのが、この「自分が今持っている能力を生かそう」という〝心の姿勢〟なのです。

たとえば、人間だれしも五〇歳を過ぎたあたりから、〝衰え〟を感じるようになります。鏡を見れば、年齢相応にシワができていたり、肌のみずみずしさがなくなっていたりするし、体型も中年体型になっていたりする。お酒を飲むと、すぐ酔いがまわったり、二日酔いに悩まされたりする。忙しい日が続くと、疲れがなかなかとれなくなり、徹夜などとてもできなくなる。老眼がしのび寄ってきて、近くのものが見えにくくなる。ド忘れすることが多くなり、新入社員の名など、新しいことをなかなか覚えられなくなっ

たりする……。そんなことを自覚したとき、「若いときは、こんなことはなかったのになあ」と思ったり、愚痴をこぼしたことはありませんか。

年をとれば、失われるものがいろいろあります。肉体的な老化はだれにも避けられないことですが、それをどう受け止めるかで、円熟への道も分かれてしまうのです。たとえば、「若いときはこんなことは簡単にできたのに、今の自分にはもうできない」と、過去を振り返っては嘆くこと。

「あれもできなくなった」「これもできなくなった」といくら嘆いても若さがよみがえるわけではありませんし、そんなふうにクヨクヨ嘆いていたら、脳にとってはいいことなどすこしもないでしょう。

定年後、健康を損なったり、ボケたりする人に、こうした過去にこだわるタイプが多いといわれます。とくに、大企業の重役や学校の先生、新聞記者など、現役のときは黙っていても周りがお辞儀してくれた人ほど、〝過去の栄光〟にこだわりがちで、老人ホームでも威張ったり、周囲を見下したりするので嫌われる、という話も聞いたことがあります。こういう方たちは円熟とはほど遠いかぎりで、寂しい話です。

人間、何歳になっても、過去にとらわれた〃後ろ向き〃ではなく、目標をもって〃前向き〃に生きていきたいものです。ならば、老化によって失ったものを追い求めるムダをするより、目を前に向け、今残っているものをどう維持し、どうのばして生かしていくかを考えたほうが、はるかに賢明です。それが円熟した人生を送る道でもあるのです。

失うことで得られるものもある

歌人の北原白秋は、晩年は糖尿病による眼底出血が原因で視力をほとんど失っていたそうです。その白秋の最後の歌集『黒桧』に、つぎの一首があります。

目の盲ひて／幽かに坐しし／仏像に／日なか風ありて／触りつつありき

これは、唐招提寺の鑑真和上坐像をうたった歌です。鑑真和上もまた目が不自由でした。唐の国から船で日本に渡る際、何度出航してもうまくいかず、途中で引き返す。そうした風浪や疲労が原因でとうとう失明してしまうのですが、それでも和上はあきらめず、ついに日本にたどり着くのです。この鑑真和上が創建した唐招提寺の御影堂に彼の坐像が安置されていて、それを拝んだときの思い出を詠んだ歌です。

そのとき吹いていた昼下がりの風のやさしい感触が忘れられないと詠んだ白秋の想いは想像に難くありません。自分同様に目が不自由だったことから、鑑真和上にことのほか親愛の情を抱いたのでしょう。

ここで驚くのは、白秋の感覚的鋭敏さです。視力が失われたがゆえに、他の感覚が研ぎすまされ、風のやさしい感触を感じ取っている。そこに、この歌の美しさがあります。白秋はこのほか、私たちになじみのある多くの詩を残しています。

「雨はふるふる／城ケ島の磯に／利休鼠の／雨がふる」（城ケ島の雨）

「赤い鳥　小鳥／なぜなぜ赤い／赤い実をたべた」（赤い鳥小鳥）

「からたちの花が咲いたよ／白い　白い　花が咲いたよ」（からたちの花）

これらはすべて、視力を失ってからの作です。にもかかわらず、「利休鼠」「赤い鳥」「白い花」と鮮烈な色が大きなテーマになっています。視力を失ったことで、色彩感覚がさらに研ぎすまされたのです。

白秋は、「心の眼によって見えてくるものがあるはずだし、視覚が失われたことでこれまで以上に聴覚が鋭くなるのではないか」と語っていますが、それは十分にあり得ることなのです。

心眼といえば、目を閉じて何か対象物を思い浮かべるときにも、目で見た視覚情報を処理する脳内の経路が全面的に関与しているようです。最近では、人間の脳を傷つけずに脳の活動の様子を画像化する設備が進歩して、こうした脳の働きが見えるようになっています。心眼で何かを思い描くときにも、直接目で見たときと同じように脳が活動脳してくれていることは、瞑想なども脳の活性化に一役かっていることを示しています。

また、広視野の景色を見るとき、つまり地平線や水平線を遠いまなざしで見つめているときも、「角回」といわれる脳内の部分の活動が高まることもわかりました。この角回は言語や認知行為と関係が深く、これまた脳の活性に大活躍するところなのです。遠いまなざしで、頭がすっきりするのも訳ありということなのです。あるいは、左手の指先を活発に動かす弦楽器の演奏家は、一般の人にくらべて活動する大脳皮質の部位が広いということで、芸の中枢も明らかになったようです。

脳の可塑性は、これまでも触れてきたように、驚くべきものがあります。一つの能力を失っても、それに勝る能力を新たに伸ばすことも不可能ではありません。そして、それを成功させるキーワードが、「今あるものをいかに生かすか」ということです。失われたものにばかり目を向けていると、「今あるもの」を見過ごして、それを伸ばすチャンスを取り逃がし、つまりは、円熟への道をみずから閉ざすことにもなるのです。

どうですか。あなたにはまだまだたくさんのものがあるはずです。

作家の渡辺淳一さんが雑誌のインタビューに答えて、こんなことを語っていました。
「人間、歳をとると、いいことなんかひとつもない。老後のクオリティ・オブ・ライフは若いときにくらべると確実に低下する。そのことを認識したうえで、いいと思えるようなことがあればそれは上出来と思わなくちゃ」

なにやら一見、突き放した言い方ですが、何かすこしでもいいことがあったら、それをおおいに喜ぶというのは、脳にとってもたいへんいいことです。この〝喜ぶ能力〟を保持できるかぎり、人生はいくつになってもおもしろいはずです。

「足るを知る」は、積極的な生き方

京都龍安寺の茶室の横にあるつくばいは、真ん中に水をためるところが四角に切られていて、その周囲に「五、隹、疋、矢」という字が刻まれています。中心の四角を「口」と読んで、時計回りに進むと、「吾唯知足」という言葉になります。

この「足るを知る」は、円熟した人生を迎えられるかどうかの重要なポイントになると私は考えています。

「足るを知る」というと、今ある以上のものは望まないという、ひじょうに消極的な考え方のように思えるかもしれません。敗戦後の日本人は、「クルマがほしい」「もっと豊かな生活がほしい」と、つねに「あれが足りない、これが足りない」という欲求があったからこそ、あそこまで発展してきたのだ、と考える人もいます。

しかし、私から見れば、「足るを知ら」なかったがために、「経済至上主義」ともいえる日本の社会が、どこかいびつに歪んでしまったとも思えるのです。というのは、「足るを知る」ことは、喜びを感じること、すなわち脳に快感を与えるということであり、その快感を十分に味わえば、「学歴が人生を決める」などという偏った考え方や拝金主義に支配されるようなこともないからです。

たとえば赤ん坊は、母乳をたっぷりと吸いお腹が満たされているとき、あるいは大好きな母親がそばにいてくれるとき、つまり生き物として「足りて」いるときは、たいへん気持ちよさそうにしています。じつは脳というのは、そういう状態のときにすくすくと育っていくものなのです。

こうして生き物としての「足るを知る」とき、人間はつぎのステップに進むことができます。つまり、赤ん坊のときから始まって、生涯にわたって続く〝遊び〟です。これは前頭葉を満足させること、いいかえれば創造の喜びを味わうことです。


人間にとって、創造の喜びはもっとも大きな喜びであり、その快感を味わうことは、人間としての「足るを知る」ことなのです。その意味で、足るを知らない人は動物と同じで、創造の喜びを味わったことがない人といえるかもしれません。

脳を満足させ、人間としての足るを知ることは、けっして消極的な生き方でないことはおわかりいただけるでしょう。「何かいいことはないだろうか」と受け身で待っていても、脳を満足させることはできません。

(9)円熟へのキーワードは「心・体・食」

心にシワをよせない

一九七四年にエチオピアで、三五〇万年前の直立猿人「ルーシー」の化石が発見されましたが、その脳の容積は現代人の約三分の一ぐらいしかありませんでした。つまり、私たち人間の脳は、この三五〇万年のあいだに約三倍の大きさにまで発達してきたことになります。

なぜこのように発達したのかといえば、まず第一に、二足歩行を始めたこと。そして第二には、直立することで手足が自由になったこと。足や手からの情報は、脳の中心溝のすぐうしろの体性感覚野へ流入し、そこから伝令が脳の各部へ飛ばされる結果、脳の働きが活性化されたのです。

脳が発達した第三の理由としては、咀嚼《そしゃく》運動、つまりよく噛むことがあげられます。咀嚼することによって関節から脳に直行する神経繊維がのび、やはり脳の働きが活性化します。さらに口内感覚なども、脳の発達と大きな関係があります。

手、足、顎を動かすことによって人間の脳は発達してきたわけですが、逆にいうと、これらをよく動かせば、脳の働きをいつも活発な状態に保つことができ、脳の老化を防ぐことができるということにもなります。ところが現実には、足を使わない、手を使わない、よく噛まない、という人が多く、円熟からはますます遠ざかるばかりです。

円熟した脳を目指すには、手を使い、足を使い、そして口を使うことです。これが円熟のための基本姿勢です。手を使い、足を使い、そして口を使うということは、言いかえると「心・体・食」がたいせつということです。このうち、とくに重視しているのが「食」で、これについては、あらためて詳しくふれるつもりなので、ここでは主に「心」と「体」についてふれていきます。

まず「心」ですが、これは心がけあるいは気力といった意味と理解してよく、つねに好奇心をもち、何事にも積極的にチャレンジしていこうという意欲をもつことです。

この「心」が、大脳の前頭葉と関係していることは言うまでもありません。前頭葉の働きが低下すれば好奇心ややる気も低下しますが、逆に好奇心ややる気まんまんなら前頭葉も活性化されるのです。

円熟のための計画の立て方

前頭葉の活性化ということでは、計画を立てるということもたいせつです。計画を立てるというのは、人間の前頭葉だからはじめてできることです。時間感覚がなく、つねに「現在しかない」動物には、未来を考えた計画を立てることなどできません。過去・現在・未来を見渡し、さまざまなことを考慮するという高度な思考作用ができる人間だけに可能なのです。それだけに、これは脳の活性化には大きな効果があります。

仕事や勉強に取り組むとき、だれでもある程度は計画を立てます。目標を立て、その目標を実現するための手順やステップを考えます。行き当たりばったりでは、何ごともうまく進みませんが、ここで、「円熟のための計画」についてふれておきましょう。といっても、五〇代、六〇代あるいはそれ以上になっている人がこれから何をするか、という長期的な計画ではなく、日々の計画についてになります。

まずは、毎日の計画を立てるときは、できるだけ自分の「体内時計」に忠実に計画することがポイントになります。古来、ヒトは朝、日が昇ると活動し、日が沈むと休息をしていました。そうした生活を数百万年も続けてきたので、そのリズムは今の私たちにも残っています。これがいわゆる人間本来の「体内時計」です。夜でも周囲が明るくなり、本来休息の時間帯にもかかわらず活動するようになったのは、せいぜいここ百年か五〇年のことといってもいいでしょう。

現代人は、夜遅くまで仕事をしたり、眠いのをがまんしながら付き合いで飲むなど、社会的、公的な時間が優先され、体内時計は無視されがちですが、脳にとっても体にとっても、これはあまり望ましいこととはいえません。

仕事によっては、昼夜逆転の生活になっている人もいますが、やはり、日が沈んだら休息にはいり、日が昇ったら目覚めるのが人間本来の基本であり、脳や体にとっても自然です。

そうして、いったん体内時計に合わせる計画を立てたら、三日坊主に終わらせないことです。最初は、うまく寝つけなかったり、昼間眠かったりするかもしれませんが、慣れてくると、暮らしがリズミカルになります。

リズミカルな生活のいい点は、睡眠の質がよくなるということです。睡眠には、オーバーヒートした脳を回復させる役割があり、しかも睡眠中には、成長ホルモンも出れば免疫物質も出ています。まさに「寝る子は育つ」ですが、この成長ホルモンは、大人でも出ます。どんなに年をとっても多少は出て、新陳代謝をよくしてくれるのです。

よく眠る人ほど美人になるといわれますが、それは、眠っているあいだに新陳代謝が活発になるからです。その点、リズムが乱れた生活をしていると、睡眠中のホルモンの分泌も少なくなりがちですし、目覚めもあまりスッキリしないことは多くの人が経験していることでしょう。

リズミカルな生活をしていると、肌はツヤツヤになるし、朝の目覚めがいいので、満ち足りた気分にもなれます。したがって心にシワがよらず、充実した日々が送れるということになるわけです。

よく歩いてよく手を使う人は、頭も体も若々しさが保たれる

「心・体・食」の「体」は、手や足を使うことです。とはいっても、これは激しいスポーツをして手足を動かすということではありません。まずできるだけ、「足」を使うことです。人間はサルから進化する過程で、二足歩行することにより爪先に体重をかけることで脳が発達してきたのです。

体重にさからい、爪先でしっかりと大地を踏みしめてこそ、その人の立つべき場もでき、立った場所、つまり立脚点を出発点として歩むことができるのです。しかし、立った姿はどちらかといえば不安定です。直立する人間はしたがって、もたれ合うことが肝要で、だから「人」という字ができたのだと聞かさました。「七転び八起き」、「倒れて

も倒れても立ち上がる」ところに人の道があるのです。

ところが現代人は、歩く機会そのものがどんどん少なくなっています。毎日の通勤時にも車を利用したり、あるいは電車で通うにしても、電車に乗れば座席に座り、オフィスに着くとエレベーターで自分のフロアーまで昇る。爪先に体重をかけて大地をしっかり踏みつけて立つというようなことはほとんどありません。だいいち、都会人にとってはアスファルトジャングルばかりで、大地そのものを見つけるのがむずかしいくらいです。たまに公園などで落ち葉を踏みつけて歩いたりすると、すごくいい気持ちがします。

あるいは、裸足で芝生の上を歩いたりすると、さらに気持ちがいい。砂浜に行くと、裸足になる人が多いのですが、それも直接大地を踏みしめる心地よさを無意識に求めているからでしょう。

しかし、ふだんの生活でそれを望むのはぜいたくでしょうから、せめて、散歩を心がけたり、日常生活でもできるだけ車に乗らず、歩けるところは歩いたり、エレベーターやエスカレーターにもできるだけ乗らず、階段を利用するようにつとめることをおすすめします。

また散歩するときはダラダラと歩くよりも早足で歩き、さらに途中で草花を見つけたら観察したり、野鳥を見たら図鑑で名まえや生態を調べたりすれば、脳はますます活性化されます。

手を使って、創造の喜びを味わう

つぎに「手」の話になりますが、「手は飛びだした脳」ともいわれます。手を使うことは、脳を大きく刺激するのです。四足歩行をしていたサルから二足歩行のヒトになったとき、人類は手が自由になり、指でさまざまな細かい動きができるようになったり、手で武器や道具をつくることを覚えていきます。それによって脳が活性化され、脳の発達がうながされてきたのです。

手を使うことが脳を活性化させ、人間を若々しく保つのは、百歳を超えても創作活動をつづけた日本画家の小倉遊亀《おぐらゆき》さんをはじめ、大家といわれる画家や芸術家に長命の人が多いことを見ても明らかです。彫刻家の平櫛田中《ひらくしでんちゅう》さんは百七歳まで生きたし、画家の奥村土牛《おくむらとぎゅう》さんも百一歳で亡くなっています。しかも、平櫛さんも奥村さんも、死ぬ直前まで制作意欲が旺盛でした。手を使うことで脳が活発に活動しているから、いつまでも活躍できるのです。

「手は飛びだした脳」といわれるくらいですから、手には精神も宿っています。だから私たちは、手を使って、つまり手話でコミュニケーションしたりもできるわけです。

また、眼で見るよりも、耳で聞くよりも、手で触れ、つかむと、確実に相手を把握することができるのです。恋愛中の人間は、手をふれあい、お互いに相手の体に手をまわして抱擁し、相手の体をまさぐりあうことで、相手への理解を深めていくのです。

また、ある物体がどんな形をしているかを知る場合、視覚や聴覚よりも触覚、つまり手でつかむのがもっとも確実です。だから手でつかむことを把握というのです。

にもかかわらず、私たち現代人は、「飛びだした脳」である手を使わなくなってきています。便利な世の中になり、ボタンひとつ押せば何でもできるようになっています。火を起こす苦労もないし、手をまったくぬらさずに洗濯もできます。

かって、日本人は手先が器用だといわれたものですが、それもあやしくなってきました。鉛筆をナイフで削らなくなった子どもたちは、紐を結んだりするのも苦手なようです。しかし、それでは脳の働きを活性化させることはできません。やはり、意識的に手を使うよう心がける必要があります。

日本語には、手という字を使ったさまざまな表現があります。「手塩にかけて育てる」「手立てを講じる」「手作りの味」「手をつくす」「手厚く保護する」……。

これらはみんな、物事を大事にするといった意味で、人間にとって手を使うことがいかにたいせつかということと無関係の表現ではありません。

絵を描く、書を習う、あるいは楽器を弾いたり、料理を作ったりするのもいいでしょう。手を使うことで脳を活性化するとともに、創造することの喜びが味わえるなら、まさに一石二鳥です。

脳を活性化させる「三カクのすすめ」

定年後の生き方などをテーマに中高年の方を相手に講演するとき、私がかならずお勧めするのが、「三カク」ということです。ここでいう「三カク」とは、「汗をかく」「恥をかく」「物をかく」の三つの「かく」でして、これが脳を活性化させ、ひいては円熟へとつながっていきます。

最初の「汗をかく」ですが、体を動かすと皮膚から汗が出ます。汗が出るということは体温が上昇しているということであり、血管運動が盛んになったということです。それだけ脳の働きも活発になるのですから、少なくとも一日一回は手足を動かして汗を流すようにしましょう、ということで、「心・食・体」の「体を動かす」ということです。

二番目の「恥をかく」は、たとえば脳を活性化させるために手足を動かすような趣味活動を始めたようなとき、恥をかくことを恐れないということです。恥をかくことをこわがっていたのでは進歩はありませんし、進歩がなければ楽しくないので、結局はやめてしまうことになります。何ごとにも最初のうちは失敗や恥をかくことはつきもので、それなくして上達はありえません。

また、人と出会うことを恥ずかしがらないこともだいじです。「知らない人たちばかりだから」と臆せず、どんなところにも顔を出して、思い切って自分の意見を述べること。少々恥をかいても、ご愛嬌のうちです。いつも真面目くさって正しいことばかり言う人より、ときには脱線し失敗する人のほうが、周りも親しみがわきやすいというものです。また、自分の言うことが間違っていることに気がついたら、素直に訂正すればいいのです。

円熟脳になる人は、頭が軟らかく、改めるべきところはどんどん改めていく人です。

そして最後の「物をかく」は、「書く」ことです。書くということは手を使うことですが、手の関節部分からは直接脳を刺激する神経繊維が出ていますから、それを使うことで脳の活動を活発にすることができるのです。

とくにおすすめしたいのは、日ごろからメモをとる習慣を身につけておくことです。テレビを見ていて、「おもしろいことを言っているな」とか「いいことを聞いた」と思ったらその場でメモしておく。あるいは新聞や本などを読んでいて「なるほど」と思ったらすぐにメモをしておく。こうしたことをつづけていると、手を動かすと同時に、知的好奇心を持続させることもできて一石二鳥です。

発想についての本などを読んでも、かならずメモを手近に置いておくことという項目が出てきますが、だいたい、人間は忘れる動物ですから、いいアイデアを思いついたと思っても、メモをとらないでいると、すぐ忘れてしまうのです。

以前、八十歳、九十歳になっても現役で活躍している人たちを調査したことがありますが、その人たちに共通していることのひとつが、「小まめにメモをとる」ということでした。これを見ても、手を使って物を書くことがいかにたいせつかがわかります。

みなさんも、「三カク」でおおいに脳を活性化させ、円熟脳、円熟人生を目指してください。

（10）「食脳学」のすすめ

食べることは五感を鍛えること

いうまでもないことですが、食べることは人間にとってもっともだいじなことです。物を食べなければ人間は生きていくことができません。それと同時に「食べる」ということは脳の活性化と大きなかかわりがあり、動物のように単に生きていくためだけに、エサをとるような食べ方をしていたのでは円熟など望むべくもありません。円熟脳にはやはり、同じ食べるにしても上手に食べることが不可欠です。

食べることが脳にどんな影響をおよぼすのかを知るとともに、いつまでも活発な脳の働きを保ち、円熟した人生を送るために上手に食べることを学ぶ。これを「食脳学」と呼びます。

最近の食で気がつくことは、まず第一に、人々の食事が「動物のエサ化」していることです。出勤途中に駅のホームでソバをかき込む、カップ麺にお湯を注いで食べる、家庭でもコンビニなどで買ってきたできあいの惣菜がそのまま食卓に並び、家族一人ひとりがバラバラの時間に好き勝手に食べる。これでは味気も何もあったものではなく、まるで動物が与えられたエサを食べているのと同じです。

社会環境の変化によって、家族団らんの場がなくなり、食事時のしつけの機会もなくなってきました。

子どもたちの中には、「犬食い」といって、茶碗などをテーブルの上においたまま、顔を近づけて手を使わず食べる子どももいるようですが、食べ方をアレコレいう以前に、食べるもの自体がエサ化しているのです。

そしてもうひとつは、食事がファッション化していることです。テレビなどではグルメ番組がやたらに多くなり、たとえばどこそこのレストランがおいしいなど紹介されると、そのレストランには行列ができます。たしかに高価な材料を使って一流の料理人が料理すれば、おいしいものができるのは当たり前です。食べるほうは高価だからとか、珍しいからおいしいはずだと思って食べている気がします。

そして、やれイタ飯だの激辛だのエスニックだのと、つぎつぎと流行の料理が生まれています。人間として必要な「食べる」ということが、日常生活から切り離され、たんなるファッションの一部になっているようです。


人間の食は本来、日常生活の中にあるものです。極端にいえば、食はイコール日常生活そのものといってもいいくらいです。ところが最近のように日常生活からほど遠いものになってくると、あらゆる面に影響があらわれてきます。

食事には、触覚、味覚、嗅覚、内臓感覚などがともないます。ですから私たち人間は、食事をすることで、つまり口という感覚によって認知してきたはずです。

円熟脳には、五感でフルに快感を味わうことがたいせつです。そのためには、日ごろから五感を鍛えておく必要がありますが、人間本来の食にはその意味が含まれているのです。

そして、食べるものは、やはり自然の贈り物、めぐみであるという考えで食をとおして食循環にまで思いをいたすことです。私たちは、地球上でいっしょに共生している他の生き物を食べるかわりに、その生き物たちに恩返しをするという食循環にまで思いをめぐらせば、五感はさらに磨かれます。それが私のいう「食脳学」の基本です。

噛めば噛むほど、脳は活性化される

私たちの脳は、手や足、顎などを動かすことによって発達してきましたが、このなかでもとくに大きく貢献してきたのが顎を動かすことです。顎を動かすと、体性感覚野の広い範囲へ信号が伝わって脳が刺激されます。その結果、脳の働きが活性化されるのですが、この効用は手や足を動かすことよりもはるかに大きいといわれています。

顎を動かすということは、物を食べる、物をよく噛むということです。人間は、サルから原人、そして旧人へと進化してきましたが、火で焼いた肉を咀嚼《そしゃく》（こまやかに、ていねいに噛みくだくこと）するようになった旧人の脳は、原人のそれの約二倍の重さがあります。このことからも、物を噛むことがいかに脳の発達をうながしてきたかがわかります。

顎の進化過程を見ると、人類が火を発見してから急速に顎が縮み、代わって歯が発達してきました。焼いた肉などを食べるようになったために、それまでにも増して歯を使うようになり、それに対応して歯が発達してきたわけです。

ところが、現代人は、歯は「噛む」ためにあるという、本来の目的を忘れて久しいようです。歯磨きなどのコマーシャルを見ても、白い歯、清潔な歯、口臭予防などということは強調されますが、「噛む」ということはどこへやら、です。高度成長の大きなうねりが切り捨ててきた人間本来の生活様式の一つがこの「咀嚼」なのです。

三五〇万年前ヒト化への道がはじまり、脳を進化させ、伝達のすばらしい手段としてのコトバを人類に与えた主役は、手や足もさることながら咀嚼運動だったのです。そのためにこそ、顔面の口唇、舌、口蓋、歯、頬、下顎、といった器官が存在するのです。

旧人の脳を原人の二倍にさせた咀嚼とは、歯を、それぞれの役割に応じて使い分け、食べたものをこまやかに噛みくだくことです。

ところが、軽はずみな健康幻想が、時間を短縮した「エサ食い志向」にあおられて、軟らかい加工食品や高栄養食を氾濫させ、食形態が精から粗へ、顎骨や咀嚼筋や歯の退化を招いて私たちの生命の質を根こそぎダメにしようとしています。ここで確信できることは、よく噛む人は長生きだということです。これは、「噛む」ことが、あとでふれるように、成人病、がん、ボケを防いでくれるのですから当然でしょう。

さらに、顎を動かせば、直接脳を刺激するので、頭もクリアになります。目がキラキラ輝いていて感動しやすく、動物にも人にも環境にもやさしく、人間の「性」を「生」ととらえ、けっして逸脱することはないということです

よく噛むことは、円熟を味わうこと

噛むことの効用は、私たちの予想を越えるものがあります。たとえば、食べ物をよく

噛むと、唾液が分泌されますが、唾液には、細菌に抵抗する成分が多く含まれています。発ガン物質を減弱させる成分も含まれています。エイズはキスでは感染しないことがわかっていますが、それも唾液に含まれている細菌に抵抗する成分のおかげです。

唾液にはホルモンも含まれています。これにはＥＧＦ（表皮成長因子）とＮＧＦ（神経成長因子）とがあり、ＥＧＦは、皮膚や歯、口腔粘膜、胃腸、血管などの細胞の増殖をうながします。またＮＧＦは、神経節や神経線維の成長をうながす働きをもっています。

また、よく噛んだ二時間後に、小腸からＣＣＫ（コレシストキニン）が、脳からＦＧＦ（フィブロブラースト・グローイング・ファクター）といった舌を噛みそうな名まえのホルモンが出て、それぞれ視床下部や海馬に働いて頭をよくすることがわかっています。

朝食抜きがいけないことは、これでもわかります。たとえば七時に朝食をきちんととってよく噛めば、ちょうど会社や学校につく九時ごろに出てくるため、頭の働きがよくなり、能率もあがるというわけです。ところが朝食をとらない人はホルモンが分泌されないので頭がボーッとしている。朝食をとらなかった学生は、朝食をとった学生にくらべて試験の点数も悪い、という調査結果もあります。朝、しっかりと顎を動かすか動かさないかだけで、これだけの差が出てくるのです。

日本咀嚼学会では、よく噛んで食べることの効用としてつぎの15項目をあげています（読売新聞東海版「歯と健康」連載より）

①ガンを予防する。
②脳の働きを活発化して頭をよくする。
③ボケを防ぐ。
④糖尿病を予防し、治療効果を高める。
⑤肥満、高脂血症を予防する。
⑥虫歯や歯周炎、歯周病を予防する。
⑦骨盤の発育不全を防ぐ。
⑧脊柱を正しく保つ。

⑨消化をよくする。
⑩栄養の吸収を助ける。
⑪情緒を安定させる。
⑫アゴの関節症を予防する。
⑬頭痛、腰痛を予防する。
⑭視力をよくする。
⑮顔の表情を豊かにする。

すこし説明を加えると、④の糖尿病を予防し、治療効果を高めるとは、よく噛むと耳下腺からインシュリン用の物質が分泌され、血糖値が上がりすぎるのを防いでくれるからです。⑥についていえば、よく噛むということは、歯の健康のためには歯磨きをするのと同じくらいの効果があります。

また⑦は、一度試してみるとすぐわかりますが、姿勢をくずして食べていたら、うまく噛めません。よく噛むということはいい姿勢を保つということで、その結果、骨盤の発育不全を防ぐわけです。したがって不妊症を予防する効果もあります。

さらに、よく噛むためにいい姿勢を保つ結果、⑧や⑩、⑭などの効用までもたらしてくれるのです。

ひと口三〇回噛むのが理想

では、私たちはどのくらい噛んだらいいのでしょうか。

ちなみに、日本歯科医師会の推計によると、弥生時代の卑弥呼は一回の食事で三九九〇回も噛んでいたそうです。鎌倉時代になると源頼朝が二六五四回、江戸時代では徳川家康が一四六五回、さらに戦前では日本人の平均が一四二〇回、そして現代人は六二〇回しか噛んでいないそうです。私たちは、卑弥呼の約六分の一、戦前にくらべても約半分も噛んでいないことになります。

たしかに、ハンバーガーやスパゲティ、グラタンなど、戦後広く食べられるようになった食べ物は、よく噛まなくてもすむ軟らかいものばかりです。お菓子まで、プリンや、フワフワとやわらかいだけの蒸しパンなどが人気を集めています。その結果どうなったかといえば、成人病に悩まされている人が数多くいること、しかも若い世代にも成人病が増えているという心が寒くなるような事実があります。

とにかく、よく噛まずに食べ物を飲み込むというのは、せっかく人間が持っている素晴らしい能力をまったく生かしていないということです。もちろん、卑弥呼のように一度の食事で四〇〇〇回近くも噛みなさいとはいいません。目安としては、一口で三〇回くらい、一度の食事で約一五〇〇回程度です。

一口で三〇回くらい噛むと、先にあげたようなさまざまな効果が得られると同時に、食べたものがとろりとろけるので、じっくりと味わうことができます。つまり、性急にならない。言いかえると、よく噛みしめる人は生活の中で立ち止まることができるということです。

だれと、何を食べるか

食事と健康というと、すぐ栄養バランスということがいわれます。もちろん、栄養もだいじなのですが、私たちが食事をするのは、単に栄養補給だけが目的でありません。食事をするときには口を使いますが、口は内臓の顔面開口部と言い換えることができます。したがって、口は内臓感覚のアンテナであると同時に、触覚、味覚、嗅覚の探知機も兼ね備えていることは、まえにもふれたとおりです。

たとえば動物は、新しい環境に入るとき、口や鼻先、つまり原始感覚で新しい世界を認知します。触れ、味わい、嗅ぎ、内臓で打診して新しい環境に適応していくわけです。食べ物にしても、これまでに食べたことがないものを与えられると、まず鼻先を近づけ、においをかいで、つぎに口に含んでみて、これは食べられる、食べても害がないと判断してはじめて食べます。

これは人間も同じで、触覚、味覚、嗅覚を備えた口腔感覚で新しい世界を知ります。赤ん坊が新しいモノに接するときはまず顔を近づけます。そしてそれを手に取って口に入れ、なめ回すことによって、モノの大きさや形、モノとの距離などを知ります。そして、表面の感触でモノの質を、においと味で新旧を比較します。赤ん坊が何でも口に入れてしまうのはそのためなのです。

このように、口は新しい世界に入るためのたいせつな感覚器官です。別のいい方をすると、食べる物によって世界を知ることができるのです。それもまた、脳の鍛錬につながります。

こうしたことからもやはり、日常三回のリズムで摂取する食事がいかに大切かがわかります。唇、上顎、下顎、歯、歯肉、舌、咽頭すべてが口からの情報として脳を刺激しますす。まさに五感を刺激するのです。さらに、人との触れ合いを前提とした食事ならなおいいということになります。その意味では、「食脳学」では、だれと何を食べるかも重要になります。

　ある知人が「妻に死なれて、一人で食べる食事がこれほど味けないとは思わなかった」と語っていますが、一人黙々と食べれば、味気ないことはもちろんですが、食べ物をただのどに流し込むだけで、ゆっくりと噛むということも忘れがちです。これでは口腔感覚をとおして五感を刺激することもなくなってしまいます。

　食事は、やはり親しい仲間や家族と楽しくおしゃべりをしながらとるのがいちばんです。食べることはもちろん、笑ったりするためにも口を動かし、それがまた脳を刺激してくれます。家族でともに食事をとるのは、まさに一家団欒。心の豊かな子を育てることにつながってくるのですから、ふだんの食事こそおおいにだいじにしてほしいと、「食脳学」をすすめる私としては、声を大にして言いたいのです。それこそが円熟といえます。

(11) よい睡眠は健康な脳をつくる

いい眠りは脳の円熟のためには欠かせない

円熟のためには、食べることと同じくらいだいじなのが睡眠です。たとえどんなによく噛んで食べ、脳を活性化させたとしても、よい睡眠をとらなければ健康な脳をつくることはできません。

睡眠には、二つのたいせつな働きがあります。

その第一は、オーバーヒートした脳に休息をあたえ、活性化させることです。私たちが日中起きて活動しているときは、脳の中に血液がどんどん流れこんできます。つまり、脳はものすごい量のエネルギーを消費しているわけです。

脳がどのくらいの量のエネルギーを要求するのか、筋肉と比較してみましょう。筋肉は活動することによって熱を出しますが、ふつう安静にしている状態のときに使うエネルギーは、全体のエネルギーの約二五パーセントといわれています。一方、脳は約二〇パーセントを必要とします。

単に数字だけで比較すると、筋肉のほうが多くのエネルギーを必要とするように見えます。しかし体重に占める割合でいえば、筋肉は体の約半分の重さがありますが、それに対して脳は平均一・五キログラム程度です。体重の二パーセントくらいです。それでいて二〇パーセントのエネルギーを必要とするわけですから、いかに脳が多くのエネルギーを消費するかがわかります。

当然、起きたまま連続して脳を使いつづけていれば、脳はオーバーヒートして危険な状態になってしまいます。この疲れた脳を休め、ふたたび活性化させるのが睡眠の第一の目的なのです。

そして第二の目的は、情報の再整理です。人間の記憶のメカニズムについては、まだまだ解明されていないことも多いのですが、脳に入ってきた情報のうち、何を残すかについては、脳そのものが取捨選択していると考えられます。その整理を、私たちが眠っているあいだに、脳はせっせと行なっているというわけです。いろいろな記憶をひっぱってきては、ああでもない、こうでもないと再整理をしているため、奇怪なわけのわからない夢を見ることも多いのです。

たとえば、嫌な体験、悩みは、一晩眠ると、完全には忘れられないにしても、不快感や悩みがやわらぐ、ということはだれでも体験していることでしょう。これが情報の再整理ということです。

睡眠中に脳がこうして情報を再整理してくれるからこそ、私たちは精神のバランスを保つことができる、といってもいいかもしれません。一方で、うつと眠りの関係についてはよく知られています。

この眠りには、深い眠りのノンレム睡眠と浅い眠りのレム睡眠の二種類があり、睡眠中はこれが交互にくり返されていることはよく知られています。そのなかでレム（ＲＥＭ）睡眠は、深い眠りから目覚めるときの覚醒機構ともいわれています。夢見睡眠ともいって、夢を見るのはこのレム睡眠のときですが、レム睡眠は精神の回復を担当し、情報の再整理を行なっています。

このレム睡眠は、遠い昔からの名残の眠りで、人間の場合、赤ん坊のときほど睡眠中に占めるレム睡眠の割合が多く、成長するにしたがって、だんだんその割合は少なくなっていきます。

それに対して、ノンレム睡眠は、新しい眠りといえます。体の休息のために必要な眠りで、いってみれば進化した眠りなのです。睡眠不足のうめ合わせは、このノンレム睡眠を深くして質で補う必要があります。ただ体をあまり使わないでいると、ノンレム睡眠も浅くなり、したがって目覚めたときの爽快感も得られにくくなります。頭だけ使って体を動かさない現代人が、寝付きが悪い、寝てもすぐ目が覚めてしまう、などと快眠をとれないことを訴えがちなのも当然かもしれません。

いい眠りをとっている人は元気で長生き

昔から「寝る子は育つ」といいますが、これはけっして迷信ではなく理にかなったことです。私たちの骨は朝起きたときにいちばん伸びていますが、それは夜眠っているあいだに成長ホルモンが分泌され、骨の成長がうながされるからです。また脳は、いい睡眠をとってゆっくり休めると働きがいっそう活発になります。したがって、よく眠る子どもは肉体的にも精神的にも育つというわけです。

これは大人や高齢者にもいえることです。高齢になればたしかに脳の神経細胞は減りますが、アメリカの研究者によると、高齢者でも新鮮な刺激を毎日得ていれば、脳の神経繊維の末端はどんどん増えて、脳が発達するそうです。

つまり、円熟脳をつくるには、夜にはいい睡眠をとり、昼間は活発な刺激のある豊かな環境の中で生活して外部からどんどん刺激をうけることが重要だということです。

これもまたアメリカで行なわれた研究ですが、睡眠時間が一日七、八時間の人、つまり十分な睡眠をとっている人がもっとも死亡率が低いというデータもあります。それによると、男性の場合、五〇歳から五九歳までの人を追跡調査すると、あらゆる死因を総合した死亡率は、睡眠時間が一日六時間の人で約二三パーセント、睡眠時間が九時間以上の人で約二〇パーセント、これに対して睡眠時間が一日七、八時間の人は約十二パーセントとなっています。年齢が六〇歳から六九歳までになると死亡率は全体に上がりますが、やはり、七、八時間睡眠の人の場合がもっとも低くなっています。

女性も同じような傾向ですが、とくに目立つのは、六〇歳から六九歳まででは、睡眠時間が一日九時間以上の人のほうが一日六時間以下の人よりも死亡率が高くなっていることです。ただし、必要とする睡眠時間には個人差がかなりありますし、こういう数値にもおおいに幅がありますので、いちがいに七、八時間の睡眠がいいということはできません。そのつもりでお読みください。

年をとると、睡眠時間が短くなるといいますが、高齢者でも最低一日六時間はとり、なおかつ、質のいい眠りをとるよう心がけることが必要でしょう。

自分の体のリズムに合わせると、いい眠りが得られやすい

朝起きると、頭がボーッとしていて眠ったような気がしない。寝不足かなと思って睡眠時間を逆算してみてもそんなことはない。時間は十分に足りているはずなのに……。こんな経験はだれにでもあるはずです。

睡眠時間は十分なのに何となくスッキリしないのは、いい眠りをとっていないからです。たとえ長時間眠っても、質のいい眠り、つまりホルモンがたくさん出るような深い眠りをしていなければ、「よく眠った」という満足感は得られません。

そこで、いい睡眠をとるにはどうすればいいかですが、それにはまず、生物時計、体内時計に合わせて眠ることです。わかりやすくいえば、太陽が沈んだら眠り、太陽が昇ったら起きるということです。私たちの脳には生物時計があり、それにしたがった生活をするのがもっとも自然な生き方です。時間に余裕ができた人にはぜひ実践していただきたいものです。

夜勤のような仕事をしている人の場合、昼間どんなに長い時間眠ったとしても、疲れがとれなかったりストレスがたまったりします。これは生物時計に反しているためです。人間の体はやはり、夜は眠り昼間は起きているという生活をしたときにもっとも正常に機能するようにできているのですから、それにしたがって眠るのがいい睡眠をとる最善の方法ということになります。

とくに東京のように二十四時間都市で生活するとなると、仕事をしている人はもちろん、仕事をしていない人までも社会時間に左右されがちですから、いい睡眠をとるためには自分自身を上手にコントロールする必要があります。

とはいっても、すべての人が早寝早起きをすればいいかというと、そうでもありません。生物時計にはそれぞれ誤差があり、体内のリズムも人によって若干変わってきます。よくいわれる、朝型人間、夜型人間といわれるのがそれです。朝型人間は、夜遅くまで起きているのが苦手ですが、これは体内時計がそうセットされているからです。にもかかわらずそれに逆らって、夜遅くまで勉強や仕事をしても能率が上がらないのはいうまでもないことです。反対に体内時計が夜型にセットされている人は、夜はどんなに遅くても元気ですが、朝はなかなか起きられません。

したがって、いい睡眠をとるには、自分の体内時計はどうなっているのか、どちらのタイプなのかをよく見きわめ、それに合わせて眠ることです。

私自身、以前は夜更かし型でした。原稿を書いたりすることはほとんど夜中にやっていました。ところが、眠い目をこすってやっていてもなかなか能率が上がらないし、仕事を終えて寝ても、ちょっと眠っただけですぐに目覚めてしまうような状態でした。

そこである日思い切って、朝型に変えてみたのです。夜は早く床につき、朝は三時、四時ごろに起きて原稿を書いたり、本を読んだりする。すると以前よりもはるかに頭がスッキリして能率が上がり、夜は夜でグッスリと眠れるようになりました。体内時計が朝型なのに、それに逆らって無理に夜型にしていたわけです。

夜、なかなか寝つかれないという人の場合は、床につくまえに風呂にはいるという方法があります。眠りにはいるときは、だれでも体温が下がっていきます。そこで、ぬるめの湯にゆっくりとつかっていったん体温を上げておくと、風呂から出たあとはゆるやかに体温が下がっていくので、ちょうど寝付きのときの体温のカーブと同じになって、眠りやすくなるというわけです。

また、夜なかなか眠れなくて困る、という人に聞いてみると、昼寝をするとか、ちょっと時間があいたりすると居眠りをする、といった人が少なくありません。これでは夜眠れないのは当たり前です。そういう人は、昼間多少眠くても昼寝をしないで起きていれば、夜は自然に眠くなります。

やはり、昼間は起きていて脳にどんどん刺激を与え、夜は、疲れた脳を休める。これが自然の摂理というもので、自然に素直に生きることはそのまま円熟につながるのです。

(12) 遊びをせむとや生まれけむ

脳の発達には遊びがだいじ

「遊びをせむとや生まれけむ　戯れせむとや生まれけむ」

後白河法皇撰の『梁塵秘抄』の中の有名な一節ですが、遊びをするのが人間、反対にいえば、人間だから遊ぶのです。オランダの文明史家ヨハン・ホイジンガが、ホモ・サピエンス（賢いヒト）である私たち人間を、ホモ・ルーデンス（遊ぶヒト）と呼んだのもそのためです。死ぬまで遊べる霊長類、それが私たち人間なのです。

子どもにとっては、成長過程での遊びが脳の発達と人間形成に大きな役割を占めています。遊びが子どもを成長させ、人間を育てます。幼・小児期の遊びには理性は不要です。少年期の後半から前頭連合野が働きはじめます。もちろん「原風景」の記憶に援護されて、です。

ところが今の子どもたちは、塾通いやスポーツなどで遊ぶことを知らない。遊びといえば、ファミコンやテレビゲームばかり。しかも親からは、あれをやってはいけないこれをしてはいけないと叱られる。こうした環境で育った子どもは、けっして創造的な人間にはなれません。

幼児は、遊びといえばまず模倣からはじめます。最初は、お兄ちゃんやお姉ちゃんのまねをして遊びます。まねるだけですから間違いがありません。もうすこし大きくなると、今度は自分のやり方で遊ぶことをおぼえます。自分の方法ですから、当然間違ったこともしますが、そうすると母親が、「そんなことをしてはいけません！」と叱る。これがいけないのです。ほんとうに自分の意思で、自分の前頭葉で遊ぶようになったら、間違うのは自然なことです。それを抑えつけてしまうと、脳の発達の芽をつんでしまい、創造性なども育ってきません。

大人にも同じことが当てはまります。遊びのないところからは創造性は生まれないのです。その意味では、遊びは文化であるといってもいいでしょう。といっても、肩肘はる必要はなく、マージャンも競馬も遊びであり、一つの文化です。本を読んだり、音楽を聴いたり、旅行をしたり、釣りに行ったり、これらはすべて遊びです。

たいせつなのは、遊びをとおして創造の喜びを知ることです。何かをつくりだすことだけが創造ではありません。本を読んで新しいことを知るのも創造ですし、映画を見て感動するのも創造です。未知の町へ旅行し、人と出会ったりその町の雰囲気にひたるのも創造です。この創造の喜びを知ることによって、私たちの脳はますます活発に活動するようになるのです。

とりわけ都会で暮らしている人にとっては、自然の中に身をおくといった遊びをするといいでしょう。あとでまた詳しく述べますが、自然の中に身をおき、自然と一体になることで、新しい世界を知ることができます。それはこのうえない創造で、その喜びを知ることは、円熟の人生を目指すうえでとても重要なことです。

私たちはみんな、「遊びをせむとや」生まれてきたのです。どんどん遊び、脳に新しい風を吹き込んでください。

好奇心は、円熟へのエネルギー源

何か新しいものを見つけたとき、「やってみたいけれど、自分にはちょっと無理かな」としり込みしている人はいませんか。それはたいへんもったいないことで、すこしでも興味を持ったことは、どんどん実行してみることをおすすめします。

やってみて、これは自分には合わないと思ったら、そこでやめればいいだけの話です。それで、損をすることもありません。むしろ、やるまえから「やっぱりやめておこう」では、せっかくの好奇心の芽をつぶすことになり、そちらのほうが大きな損をすると言いたいのです。

知人の一人ですが、「六〇歳からが青春時代のはじまりだと思っています。今、その真っ只中です」という女性がいます。六〇歳まではふつうの主婦として過ごしてきた女性ですが、今の彼女をひとことで表現すれば、好奇心のかたまりです。

彼女がやっているのは、フラダンスにソシアルダンス、ダンベル体操にエアロビクス、そのほかにも友だちとハイキングに行ったり、ひまを見つけては編物をしたりと、じっとしていることがありません。そのうえ、シャンソンも習ってみたいし写真も撮ってみようと思っているそうです。

七〇代の彼女は、とてもそんな年には見えません。やはり、新しいことに次々とチャレンジしているため、つねに脳が活性化されているからでしょう。彼女は、これだけいろいろなことに手を出すエネルギー源は「ただただ好奇心だけ」といっています。

好奇心は人間を老けさせません。好奇心はつねに新しい遊び、新しい創造の喜びを求め、脳を活性化してくれるのです。好奇心こそ、円熟へのエネルギー源なのです。

人生とは、年の数ではなく思い出の数

じつは私自身も、人並みはずれた好奇心の持ち主と周囲からあきれられることがあり

ます。とにかく、すこしでも興味を持つと、何にでも首を突っ込みたくなる性分なのです。六〇歳前後で始めた趣味だけをあげても、フラメンコにヴァイオリン、チェロ、スキューバダイビング、スキー、マウンテンバイク、スイミング……。

べつにその道の名手になろうなどという欲もなく、新しいことに挑戦するのが楽しいのです。私は昭和二年生まれですが、円熟しているかどうかは別としても、頭と体はしっかりしていて、一人暮らしを楽しんでいます。それはやはり、こうした遊びのおかげだと思っています。

生まれてから死ぬまで遊ぶことができるのは人間だけです。動物にも遊びがあることはありますが、人間の場合、脳が発達をとげると前頭連合野が最終的に成熟して、人間ならではの「創造の喜び」という崇高な遊びに到達していきます。

人間の脳は、「可塑性」という素晴らしい機能をもちつづけ、大人になり老年期を迎えても、脳が活性化されていれば、創造の喜びを体得できるのです。そして創造の喜びは、私たちにとっては素晴らしい思い出となります。人生というのは年の数ではありません。創造の喜びからくる快感や素晴らしい思い出の数です。

私の好きな言葉に「虚往実帰」という言葉があります。これは弘法大師が『性霊集』の中でいっている言葉で、「むなしくゆきて、みのりてかえる」と読みます。何もない状態で出かけ、感激に満ち満ちて帰ってくる、といった意味です。朝、目覚めたときはまっさらの状態で始まり、たくさんの感動を得、素晴らしい思い出をつくって一日が終わる。毎日がこうありたいと思っています。

これを人生に当てはめてみましょう。まっさらの状態で生まれ、創造の喜びを体得していくつもの素晴らしい思い出、感動に満ちた思い出をつくりながら年輪を重ねていく。そしてその数が多いほど人ほど、円熟したといえるのではないでしょうか。そのためにも、おおいに遊び、脳に喜びを味わわせたいと思います。

(13) いつも心にときめきを

異性への心のときめきが円熟をもたらす

「性は生なり」とは、私がつねに言っている〝大島語〟の一つです。性というとすぐにセックスをイメージする人もいますが、動物である人間にとってセックスだけが性ではなく、性とは生きることとそのものなのです。したがって、生きているかぎりは、性や異性に興味をひかれるのは当たり前のことで、性に関心がなくなったら死んだも同然、円熟どころかどんどん老いていくだけです。

永井荷風の小説を映画化した『墨東綺譚《ぼくとうきたん》』で老人の性をテーマにとりあげた監督の新藤兼人さんも、雑誌のインタビューにこたえて、「人間の生命の根源は性である、性でつながってそこから愛が生まれてくる、だからいくつになっても性の欲望はあって当然である」と語っていました。

こんなことをいうと、「そうはいっても、肝心なモノがもう役に立たなくなってしまったんだからどうしようもない」という男性もいるのではないでしょうか。あるいは女性でしたら、「もう生理もなくなってしまったから……」と。

しかし、肝心なモノが役に立つかどうかはまったく関係ありません。年をとるにつれて男性自身が萎えていくのは自然なことです。なかには、八〇歳、九〇歳になっても「オレはまだ使える、現役だ」と自慢する人もいますが、まあ、多分に見栄もあると思って間違いないでしょう…。

「りん・とう・しょう・ぼう・ぜん」というのをご存じでしょうか。何やら、お経みたいにも聞こえますが、それぞれに「然」をつけてみてください。

「凛然・当然・悄然・茫然・全然」となります。二〇代では元気いっぱい「凛然」としています。三〇代もまだ「当然」です。ところが四〇代になると徐々に「悄然」としてきます。そして五〇代で「茫然」となり、六〇代では「全然」立たなくなってしまう。これがふつうなのです。

しかし「全然」の領域にいたっても、それで性とは縁が切れてしまうわけではありません。要は、たとえ年をとって男性自身が立たなくなったとしても、心の中では異性にときめきを感じることが、性であり、生なのです。

五感をイキイキつかっている人ほど、心も若い

ではどうしたら、いくつになっても異性にときめきを感じる心をもちつづけられるのかといえば、それには、これまで述べてきたようにいろいろな刺激を受けることで、脳とくに前頭葉をきたえることです。

私たちは、この前頭葉で恋をします。自然にふれて心がときめくのも、素晴らしい異性に心がときめくのも、前頭葉があるからなのです。いつも好奇心に満ち、五感からの刺激を十分に受けている脳なら、性への関心はいくつになっても失われないでしょう。

そして、こうした脳の持ち主なら、手と手とがふれあうぬくもりを感じ、相手と心がふれあうだけでも十分に満たされ、脳は快感にひたることができるはずです。その意味で、人間は死ぬまで性とともに生きていくわけです。

ですから、性のパートナーに恵まれているということは、それだけで円熟への大きな条件が満たされているといってもいいでしょう。年をとっても仲むつまじいご夫婦を見ていると、日常生活のなかでも、ごく自然にお互いの体にふれあい、いたわりあっています。セックスレス夫婦の寒々しくなるような関係では、どこまでいってもこうした豊かな円熟は迎えられないでしょう。

ついでに言えば、セックスレスカップルが生まれてくる背景には、成長する過程で人との距離の取り方を学ぶ機会が少なくなったことが考えられます。家庭におじいちゃんもいればおばあちゃんもいる、兄弟も大勢いるといったように大家族で住んでいた昔は、言葉で教わらなくても、みんな人間と人間との距離(個人間距離)の取り方を身につけ、それをみごとに保ちながら社会的行動をしていました。

しかし、核家族化し、子どもの数も減ったいまでは、そうしたことを学べないまま成長してしまいます。そのため、恋人ができても、距離の取り方がわからず、やたらにベタベタしてみたかと思うと、セックスレスのように大きな距離を隔ててしまう。その意味でも、家族が全員そろって食事をする、一家団らんのときをもつということが、子どもの成長には大切なのです。

夫婦の場合でも、この個人間距離を上手に保つことが、長続きする秘訣です。夫婦といえども、あるいは愛し合っているからといっても、いつもくっついていればおたがいに煩わしくなるばかりです。寝室にしても、人によってはダブルベッドのほうがいいという人もいれば、同じ部屋で別々のベッドに寝たほうがいいという人もいるでしょう。あるいは別々の部屋のほうがいいという人もいると思います。

この距離を上手に案配しながらやっていく。個人間距離のとり方が上手にできる生き方こそ、円熟した生き方といえるのではないでしょうか。

友人の多い人は、長生きする

永六輔さんは、有名無名を問わず全国各地のお年寄りたちを訪ね歩き、いろいろな話を聞いて私たちに紹介してくれます。その永さんの話では、元気な高齢者に共通しているのは、大きな声が出せて、友だちが多いことだそうです。

歴史文化エッセイストの石原靖久さんも人生の達人で、じつにさまざまな趣味をもって人生を謳歌していますが、彼の言葉に「色・師・童・快」というのがあります。色気がないと、相手をも美しいと思わない。人生の師に出会うと躍然とする。行なうときは童心にかえる。そして訪れるのが快感だというのが、その内容です。

私の生涯の師は、すでにこの世に亡き大脳生理学者・時実利彦先生です。先生がつねづね言っておられた「師が弟子を生かす教育ではなく、師が弟子の中に生きる教育をしなければならない」は、いまでも私の心の中にしみ通っている言葉です。

これは松下村塾で吉田松陰が弟子を教えるときの玉条だったと聞きました。まさに個性を尊重した人間存在の創造性の教育指針ではありませんか。それゆえ、今の子どもたちが受けている教育に目をやるとき、忸怩たる思いにかられるのです。

作家の渡辺淳一さんは、精神の健康を持続するには、励ましてくれる人を身近にもつことがたいせつといっています。渡辺さんがまだ新人だったころ、新宿に小さなバーがあり、編集者に原稿を渡したあとはいつもそこに立ち寄っていたそうです。

店のママに「今度の作品は自信がない」と不安をもらすと、きまってママが「だいじょうぶよ」とポンと肩をたたいて励ましてくれる。渡辺さんは、その声を聞くとなぜか安心したそうです。

人間は一人では生きられません。たとえば定年後に陶芸を習い、作品をつくったとしましょう。自分では満足できるものがつくれたとしても、こんなときは、よくも悪くも人から批評されないと安心できないものです。そこで「素晴らしい」といわれればますます意欲がわいてくるでしょうし、「ここをもうちょっと」といわれれば、それはそれで励みになります。そういう意味でも、ともに励ましあったり、相談できる仲間やパートナーをもつことがたいせつなのです。

友だちとおしゃべりをすれば、それだけでも脳を活性化させる効果があります。おしゃべりをするとだれでも、口を動かします。ときには笑ったりときには泣いたりもするでしょう。これらは、脳の活性化にはとても重要なことです。


本書のテーマのひとつになりますが、定年で仕事をリタイアした人の場合、友人がいるかどうかは切実な問題になります。働いているときは、仕事で接する人も多いので、とくに友人の必要性を意識することがなくても、社会とのつながりが切れたとき、利害関係抜きでつきあえる友がいないと、とたんに人生が寂しいものに感じられてくることでしょう。

私たちがさまざまな刺激を受ける環境には、ハードとソフトがあります。ハードな環境とは、居住地、町村、国、自然、そして地球の環境のことです。一方ソフトな環境とは、主に周囲の人間環境で、脳の発達、維持、活性化のためには、ソフトな環境のほうが重要な役割をはたします。その意味でも、できるだけ多くの人とふれあうことが人生を豊かにするうえでは欠かせないのです。

円熟のおしゃれ学

私は医者でもあるのですが、医者といえばきまって白衣を着ています。しかし私は、この白衣はじつにおかしなものだと以前から感じています。

医者が白衣を着るのは、じつをいえば、いかにも医者に見られたいため、いかにもそれらしく見せたいためです。ユニフォームには、着た人をその職業になりきっているように見せるという効果があります。僧衣を着ればだれでもお坊さんのように見えるし、警察官の制服を着ていればだれでもおまわりさんに見えます。これと同じで、医者は〝先生〟と見てほしいために白衣を着ているのです。

もっといえば、患者さんたちは病気できたない、という意識があり、それを避けるために着ているのです。こういうと多くの医者は、エプロンと同じで衣服に汚れがつかかないために着ているのだというでしょうが、患者さんを診察するくらいの作業では、汚れがつくようなことはまずありません。手術のときには別に手術着があるのですから、それ以外のときには別に白衣を着るような必要はまったくないのです。

医師の白衣にかぎらず、日本人の男性の服装には、こんな「らしさ」にとらわれたものがじつに多いと思いませんか。昨今ではだいぶ事情が変わってきましたが、サラリーマンは暑い夏の日もスーツにネクタイ姿で、がまんを強いられています。

私自身は首を締められるネクタイは大嫌いというわけで、講演のときでも作務衣を着たり、スタンドカラーのシャツにブレザーといったかっこうで出かけていきます。時には着物を着て外出することもあります。私がこのように自由な服装でとおしているのも、個性のある格好をすると中身にも個性が出てくると思うからです。

とくに、いわゆる熟年世代こそ、おしゃれをすることをおすすめしたいのです。

だれでも経験があると思いますが、若々しい服装をしたり、おしゃれをすると、照れくささがあるいっぽうで、心まで若返ったり、ダンディになった気分になります。心がときめいてくるのです。たかが服装、これはたんに表面的なことにすぎないと思うなかれ。服装を変えることで脳に与える刺激は、けっしてバカにはなりません。実際、若々しい服装をしていれば、内面も若々しくなってくるのです。「共感呪術」という言葉があるように、円熟した人間には、まとう衣装の人物になりきることができるのです。

また、おしゃれするということは、ひじょうに前向きで、脳がピチピチしているという証拠です。そういった意味では、おしゃれも円熟のためのだいじな要素になりますので、せいぜいおしゃれに気を配ってほしいと思います。

おしゃれをすることの大きな効用として、気が若くなるということがありますが、「気が若い」というのは長寿者に共通して見られることです。以前、大友英一さんという老人ホームの院長さんが、八〇歳から九〇歳までの人で現役で働いている人五〇〇人を対象に調査をしたことがあるのですが、共通して見られたことの一つとして、やはり「気が若い」ということがありました。

ちなみにこのときは、五〇〇人に共通する項目が一〇個あり、「気が若い」のほかの九項目は、「物事に頓着しない」「肥満の人はいない」「血圧が高くない」「深酒をしない」「タバコを喫わない」「大病をしたことがない」「両親とも長寿である」「何らかの運動をつづけている」「筆まめである」でした。

このうち六項目くらい該当すれば、頭と体の健康面ではまず合格と思っていいでしょう。円熟快老が期待できます。もちろん、長生きだから円熟できるとはかぎりませんが、八〇歳、九〇歳でもまだ現役で働けるようであれば、もう間違いなく円熟の人です。

第四章

脳を円熟化するための実践法

“ほめる”“笑う”は、脳の精力剤

あの落語家の三遊亭円楽師匠は、真打ちになるまえ、自信を完全に失って悩み抜いた時期があったそうだ。そこで見かねた母親が咄を聞いてやり、「おまえは名人だよ」と言って褒めたそうだ。このひと言で円楽師匠はみごとに立ち直ったという。

時と場合によるが、人を教育するときの原則はやはり「叱るよりほめる」ではないだろうか。

じつは、このことは大脳生理学からも説明できる。人は気持ちのいいとき、中脳に発して脳の中の「本能」の場、「感情」の場に行きつく。すると、前頭葉などの「知」の領域に放散する「快楽神経」のシナプスから、ドーパミンとかエンドルフィンといったホルモンが分泌されて知的快感をつくりあげる。

脳内にある神経というのは、ふつう、快感物質が分泌しすぎると抑制しようという働きをする。体の状態を一定に保とうとするホメオスターシス（恒常性）維持のメカニズムが機能するからだ。ところが、このドーパミンというホルモンは前頂葉という領域にかぎって、流れるだけ流れてしまう。快感神経を抑制するメカニズムが働かないのだ。だから、「人間は快感を求めて思考する。快感なくして創造性はない」という仮説が生まれてきた。

自分の部下や子どもをほめると、ほめられたほうの脳にはドーパミンが分泌される。それはほめるほうにもいえる。叱るよりほめるほうがずっと気持ちのいい行為だからだ。また、ほめるためには、相手を十分に観察し、どのような言い方をすれば相手が喜ぶかを把握しなければならない。ほめるタイミングをうまくつかむのも必要だ。こういった一連の行為が脳を刺激し、その働きをよくするのに役立つのだともいえるだろう。

人が笑うときも、ドーパミンは分泌される。心の底から笑えば、脳のシナプス中にどんどんドーパミンが流れて、脳全体を活性化させる。だから、ひと言でいえば、おおいに笑うことだ。同僚と冗談を言い合っているときに案外いいアイデアが出てきたりするのも、快感物質の効果である。反対に泣きたいときは泣いたほうがいい。人間の脳というのも、悲喜こもごもの感情を交差させたほうが生き生きと働く。だから、ほめたり笑ったりすることが、脳の精力剤になっているのだ。

ところが、日本の社会というのはどうも喜怒哀楽の感情を抑えようとするところがあるようだ。とくに中高年にはこの傾向が大きい。感情を表に出さないことは、ストレスの蓄積につながるし、何より脳の活性化を妨害するのである。

これからは、大いに笑い、時には泣いてみることだ。

俳句をつくることが頭の活性化につながる

わずか十七文字の言葉にイメージを凝縮する俳句は、あらゆる文字ジャンルのなかで、もっとも絵画的、音楽的な表現方法である。たとえば、「閑さや岩にしみ入る蝉の声」という松尾芭蕉の有名な句を、論理的に説明しようとしても不可能だろう。蝉の声が聞こえるのになぜ静かなのか、蝉の声が岩にしみ入るとはどういうことなのかを論理で説明することはできない。しかし、この句から絵画的な情景を思い浮かべたり、口に出して読んで音楽的リズムに身をゆだねたりしてみると、なぜこの句が名句といわれるのか、なんとなく理解することができる。

　俳句は「読み手が作者」といわれる。だれもが納得できるただひとつの論理的解釈を下すことができないから、ひとつの句は、百人いれば百通りの読み方ができるということだ。このとき、人は絵画的情景なり、音楽的リズムとして、右脳を駆使して俳句をうけとめる。しかし、俳句はあくまで言語を使った表現方法なのだから、左脳の助けもかりて、ひとつの句に対するある特定のイメージを、読む者各人が形成していくという過程になるのだろう。

　俳句をつくるには、右脳に浮かんだ絵画的条件だけではできない。左脳の言葉中枢を使って、その情景を十七文字の言葉に変換しなければ、ひとつの作品にはならないのだ。だから、俳句をつくるときは、右脳を中心として、全脳をフル活動させることになる。句作が、能力開発に役立つのはこのためだ。

　句作にはお金も道具もいらない。わずかな時間だけあればいい。仕事が忙しい忙しいと二言目にはこぼすビジネスマンがいるが、飲み屋でクグを巻いているよりも、よほど脳の活性化に役立つはずだ。下手でもいい。むしろ、うまくなろうとはせず、自由な連想を楽しみながら俳句をつくる習慣をつけるようにすればいい。

性的関心が衰えると、大脳の活動も衰える

〝食〟の追求と同じように、古今東西、大きな仕事をした人の中で〝性〟を追求した人の例は枚挙にいとまがない。

たとえば、代表的な例としてゲーテをあげてもいいだろう。生涯恋をし続けたゲーテは、七十三歳のとき、ボヘミアの温泉マリーエンバードで、なんと寄宿学校を出たばかりのわずか十七歳の少女に恋してしまうのである。ゲーテが大詩人だと聞かされても、「このおじいさんのどこが偉いのか」と思うほど世間にうとい少女であり、あまりにも年齢がかけ離れていたため周囲の猛反対にあって、この恋はさすがに挫折した。

ゲーテはこの恋に関して「マリーエンバートの哀歌」という詩を残しているが、ゲーテが偉大なのは、恋愛経験をつねに精神の成長の糧にしているところである。十七歳の少女への恋慕を最後に、ゲーテは生涯の恋愛生活に終止符を打つが、その後八十三歳で

死ぬまでは、活気にあふれた豊かな創造の日々が続いた。

「英雄色を好む」という言葉どおり、権力者も性に対する欲求の強い者が多い。まえにも述べたが、中脳に発した快感神経がまずかすめるのは、食欲、性欲といった欲求の根源である視床下部だが、さらに上行するにともなって大脳皮質に修飾されて意欲や意思に変身する。だから、英雄とは意欲の強い人のことであり、色(性欲)を好むのもむべなるかなといえよう。

それはけっして不思議なことではない。セックスに対する好奇心が薄れると、脳の活動自体も低下するし、生きるエネルギーも減少すると、ここでは言いたいのである。性欲の中枢は、脳幹の中の視床下部というところ、大脳の下方、鼻のずっと奥のほうにある。体温調節や食欲の中枢もここにあるのだが、性欲中枢は、脳下垂体に命令を与えて性ホルモンを分泌させ、性行動を起こさせる。

しかし、たいせつなのは、この性欲中枢が大脳新皮質の連合野と神経繊維で結ばれていることだ。連合野は、情報を処理して判断をくだす働きをする部分である。性欲中枢が刺激されて、男性の場合なら性器が勃起したとしても、たとえばタブーなどがあったりすると性行動は抑制されてしまうのは、この連合野の働きによるものである。人間が動物とちがって性的興奮をおぼえてもそれを抑制できるのは、高度な脳の働きが作用するからである。

だから、反対にポルノ写真を見たり、小説のセックス描写を読むだけで性的興奮を覚えることが可能なのである。そして、性的興奮を起こすことが、大脳を刺激し、その発達を促すという仕組みになっている。外国のことわざに、「いちばんたいせつなセックス器官は左右の脚の間ではなく左右の耳のあいだにある」というのがあるが、この表現はまことに正しいといえるだろう。

あくびをするだけで、脳の疲労がとれる

仕事中や会議中にあくびをする人がいる。というより、たいていの人はあくびが出そうになって困った経験があるだろう。あわてて口を隠したりする。あくびは、人前では

不謹慎であるとされている。

なぜあくびが出るのかということは、じつは、いまもって不明である。カナダのマックギル大学のハインツ・レーマン教授は、「眠気が襲う。でも眠ってはならない。だいじな会議だ、たいせつな講義だ。こんなとき、あくびで脳にカツを入れる。あえて目を覚ましていようとする。涙ぐましい努力ともいえる。あくびは天から与えられた覚醒剤であり、頭脳明晰剤である」と語っている。

とするなら、会議中にあくびをする社員も、じつは、まことに健気に頭脳を活性化させようとしている社員といわなければならない。たとえば、電車の中で二駅か三駅眠りこんで目覚めたあと、たてつづけにあくびが出て困ることがある。あれなど、じつはまだ眠り足りないのだがもう起きなければならない、頭をすっきりさせなければならない、というひたすらな努力といえる。

あくびほど大きく口を開くことはめったにないだろう。あくびは漢字で書くと欠伸だが、じつは欠の一字でもあくびと読み、本来は弓の絵のような大きく口を開いた形の象形文字からきている。当然、パンやお餅にくらいつくときよりも大きく開いているはずだが、ここにポイントがある。

ものを噛む筋肉を咬筋というが、これはひじょうに力が強く、センベイを噛むだけで七〇キロの力がかかることは先ほどふれたとおりだが、この咬筋にはおもしろい特性があって、大きく口を開くと、逆に自動的に閉じようとするのである。まことにあまのじゃくで、開こうとすればするほど閉じようとする。

この強力な咬筋の力が脳に転送されると強い覚醒刺激となることは、もはやいうまでもない。いま、小学校の子どもたちも、六〇パーセントは朝からあくびをするそうである。それによって、寝足りない頭に喝を入れているのである。

筋肉を使うことは、脳の活性化を促す

中国の要人で、かつてすでに高齢であった毛沢東や鄧小平が、揚子江を泳いで渡ったといって話題になったことがある。あれは体力的な若さの誇示ばかりでなく、頭の若さの誇示でもあった。なぜなら、それほどに筋肉が動かせるということは、頭の若さを維持しているにちがいないからだ。

水泳というのは、いくらゆっくり泳いでもジョギングと同じほどのエネルギーを使っている。しかも全身を使う。皮膚刺激もあれば心肺機能も活動させる。どの学校にもプールの設備があり、先生諸氏の議員会館にもあるのは、これがひじょうによいスポーツだからだ。

なぜスポーツが頭によいかというと、すべての筋肉は脳の指令で動いているからである。しかも筋肉は、人体の中での大器官である。なにしろ、体重の半分以上を占めている。そして、大器官であることの意味は、大量刺激をうける。

脳と筋肉のあいだには、いま述べたように指令系統ができている。それはじつに密接な連絡網であって、大量に受けた刺激は、今度は逆にただちに脳へと送られる。そしてそれが、脳の覚醒刺激となるわけだ。眠くてたまらないときに歩きまわったりするのは、手足の筋肉を動かしてその刺激を脳に伝え、覚醒刺激を与えているのである。

だから、日ごろスポーツに親しんでおくことは、たんに肉体の健康のためばかりでなく、脳の健康のためにもなる。多くの会社が週休二日になっている。こんなとき家でごろごろ寝ころんでいるのを脳の休養と思っている人があるとすれば、それは大きなまちがいである。むしろ、そんなときこそふだんしないスポーツや運動をして、脳を活性化することである。

体を使うことは、何をやるにしても脳の活性化になる。ラジオ体操でもいいし、縄とび、駆け足、テニスなどももちろんいい。手も足も使うし、頭脳的なプレーでもある。スキーにしても、クロスカントリーなどは全身運動である。

ときには裸足で歩くことが脳にいい刺激となる

散歩のとき履物は何がいいか、という疑問を持たれる方がいることだろう。

まず、神経が密集している足の指のつけ根を刺激する点で考えれば、下駄は脳刺激にとってかなりいい履物だといえる。だが何よりいい履物は、何もない履物、透明にしてあいだに何もない履物つまり、裸足が最高ということである。下駄は指先に力がはいるし、わらじもまた〝蹴出し〟にいいのだが、少なくとも足裏は保護してしまうことになる。

　その点、裸足は足裏全体から脳へ信号を送り、刺激を続けている。〝はだし幼稚園〟が話題になったりするのもそのためであり、そうすることによって、土踏まずが発達する。幼いころ浜辺で走りまわった人など、土踏まずの部分がみごとなアーチを描いている。なかには、足をピタッと板にあてて横から覗いて見ると、向こう側が見える人すらいる。

　だから、履物についていえば、格好よさなどは二の次三の次にしたほうがいい。足の親指や小指が締めつけられるような靴があるが、キュウクツなだけであって、なんの益にもならないし、痛い思いをするだけだ。

　その点、畳生活はたいへん理にかなってもいる。最近は洋室でスリッパばきの生活にしている家も多いようだが、畳の上を素足で歩くのは心地よいものである。

　足にきちんとフィットした登山靴をはいて山登りしている途中で、ふと脱いで谷川の水に足をひたしたくなることがある。家へ帰れば、いちはやく靴を脱いで素足で歩きたくなる。それは、刺激を送れという脳からの信号だと考えてもいい。

　帰宅後、裸足になって庭を歩いたり、できれば近くのコンクリートでない土や草むらの上を歩くのは、足そのものばかりでなく、快い脳細胞への刺激になるはずだ。

同じ時間眠っても、頭がスッキリする眠り方がある

頭の回転をよくするためには、とにかく眠ればいいのかというと、かならずしもそうとはいえない。それどころか、中途半端だったり長すぎたりする睡眠は、かえって頭の働きを鈍くしてしまうこともある。睡眠中でも脳は働いているということは、人の眠りも、ただ平板に眠りつづけているだけではないことを意味している。

じつは、人の睡眠は、一定の間隔をおいて深い眠りと浅い眠りを交互にくり返している。浅い眠りのときには夢を見ていることが多く、寝呆けたり寝言をいったりするのも、この浅い眠りの最中なのだ。この眠りのことを「レム睡眠」と呼んでいる。このレム睡眠のときに、脳は起きていたときの情報を整理しているのではないかとみられている。そして、このレム睡眠と深い睡眠（ノンレム睡眠）のそれぞれの周期が、だいたい四五分。往復で九〇分ぐらいとされている。

だから、人は九〇分単位で起こされると、わりとすっきりと目をさますことができる。もうこれだけ眠ったのだから、睡眠時間は十分なはずなのにと、家族などが起こしてもうまく目がさめないことがよくある。それは、レム睡眠の最中に起こされたりしたときの現象だ。

睡眠には一定のリズムが必要なのだ。そして、そのリズムの間隔が、人によって個人差はあったとしても、おおよそは九〇分（一時間半）単位なのだ。

だから、旅行や出張などで、いつもよりずっと早い時刻に起こされても、リズムに合った時刻であればわりとすっきりと目をさますことができる。反対に、海外旅行などで〝時差ぼけ〟を起こすのは、リズムが大きく狂わせられるからだ。

脳をいつもリフレッシュさせるために上手に睡眠をとりたければ、まずは自分の睡眠のリズムをよく覚えておくこと、そのうえで、そのリズムに合った睡眠時間をとるようにすることがたいせつだ。

一五分の仮眠でも、リズムに合えば頭が生き生きとする

これまで睡眠のリズムと脳の視交差上核が管理している生活のリズムがあることをお話しした。この二つのリズムのほかに、人の脳にはもうひとつ必要なリズムがある。

この第三のリズムは、交感神経と副交換神経のリズムだ。交感神経と副交感神経をわかりやすくするために、人間の体を大型タンカーや大型飛行機にたとえてみよう。

大洋を航海する大型船や大陸間などを飛ぶ大型飛行機は、大洋や空の上では実際にはオートジャイロ（自動操作機）まかせにしてある。航海士やパイロットが、いちいち操縦桿を動かさなくとも、船や飛行機は自動的に動いている。人もごくふつうにゆったりと生活しているときにはオートジャイロまかせで、このオートジャイロに相当するのが「副交感神経」だ。

しかし、船や飛行機は、嵐に出会ったり乱気流に遭遇したり、出発や到着のときには、航海士やパイロットが緊張して、手動で操縦桿をにぎって作動させなければならない。

人間の場合も、緊張すると「交感神経」の出番ということになる。

交感神経を長く緊張させればストレスがたまる。ストレスがたまれば、脳の機能は効率的に動けなくなる。それを無理に稼働させようとすれば、最終的には脳はボロボロになってしまう。

ビジネスマンは、多かれ少なかれ交感神経の緊張がぎりぎりまで続いてストレスがたまりきっている人が多い。脳がストレスに耐えかねてストップしたときが、〝死〟だ。

そうしたときに、頭の働きをリフレッシュさせるためにも、おすすめしたいのが「昼寝」だ。電車の中、自動車の中、昼休みの自分の椅子でもいい。ほんの一五分でも眠ることだ。だれでも一日に一度は眠くなる時間帯がある。できればその時間帯に合わせて仮眠をすれば、短時間でもスッキリと目を覚ませる。こんなときは、一〇分あるいは一五分の眠りでも、夜の眠りの一時間以上に該当するのではないだろうか。

眠りは交感神経の緊張から脳を解放してくれる。一時的にも、ゆったりとしたオートジャイロの世界、つまり副交感神経の世界に脳を休ませてくれるのだ。この原理を応用して、会社から帰宅するといったん短時間の睡眠をとり、今度は新しくプライベートな時間を過ごすという人がいる。これも、一日を二日に分けて使うよい方法である。

脳の短期集中は、生理的に一時間半が限界

頭は使えば使うほどよくなる性質を持っているが、それでは、集中的に没頭して使いつづけた場合には、休みなしでどのくらい使いきることができるのだろうか。「ぼくは受験勉強のときには、完全に二十四時間は集中することができました」「二日二晩眠らずにレポート制作に没頭しても、疲れなかったことがあります」と、そう答える人もたくさんいるのではないだろうか。しかし、結論から先に書けば、人間の脳の集中的使用限度は、一般的にいえば、まず一時間半が限度である。

もちろん、二十四時間試験勉強に集中したという人の話も、二日二晩徹夜でレポートを制作したという体験もウソではないはずだが、たぶん、その人たちも最高限度一時間半程度に一度ずつ、ひと息入れたり、コーヒーを飲んでみたりと、自然に体をやすませていたはずなのだ。

大学での講義の時間は、おおむね一時間半単位で休憩時間がしつらえられている。大学の講壇に立った経験のある人なら異論はないはずだが、大学の講義を一時間半以上続けようとすると、学生たちの緊張感が急激におちてくる。

ビジネスの会議も、一時間半を超えると、優れた企画や提案は急に減ってくるのではないだろうか。個人の短期的集中力の継続時間の限度も、まず一時間半とみていいだろう。できることならば、前後に余裕をもって一時間程度でひと呼吸入れることが、頭の回転を鈍らせないコツにつながる。

そして、休憩をはさんで一時間単位で、仕事のアプローチを変えてみるのも効果的である。

読書ひとつにしろそうである。早い話、もし、あなたがこの本を集中して読んでくださっているのなら、一時間か一時間半読みつづけたところで一服していただければ、そのあとの理解がさらに進むはずである。

毎日排便することで、脳への栄養補給をよくする

文章にいきづまったとき、トイレでしゃがんでいると、いい表現や文章が浮かんでくるという人がいる。度忘れしていた人の名まえが、ふと浮かんできたりもする。ロダンの〝考える人〟の彫像は、トイレに腰をおろしている姿といえなくもない。あえてトイレを思考の場にしている人もいるそうである。

これはひとつには心理的な理由であり、体を動かし、ふと日常から切り離された感じになって、脳がリフレッシュしているからだろう。

しかし、医学的にも根拠はある。排便をしないと腸の運動が悪くなり、腸の運動が悪くなると、腸をコントロールしている脳の活動が鈍ってくる。下が詰まれば上も詰まるわけである。たとえば、便秘が長く続いたりすると、精神が集中しにくくなる。消化吸収が悪くなるので、脳に十分な栄養が供給されなくなる。

便秘にならないようにするには、何よりもまず食物をよく嚙むことである。消化のよ

いものばかり食べていたのでは、便秘はけっして治らない。繊維質のもの、野菜や芋類などをよく嚙んで食べることである。

よく嚙むということは、歯茎から脳への血流をよくすることであることはまえにも述べたが、それが快便へとつながって腸の活動をよくし、それがまた脳を刺激するのだから二重にも三重にもよい結果となるのである。

要は、よく嚙んでよく消化吸収し、快く排出することである。こうすることによって、脳への血流ばかりでなく、栄養も十分に補給されるのである。栄養というと、たんに肉体の維持とのみ考えている人がいるようだが、それどころか脳は、体じゅうでいちばん栄養を必要としている器官なのである。

体験❶ 四季ごとの〝頭の衣がえ〟をする

高齢にもかかわらず、ゴルフ、山歩き、そしてスキーと四季それぞれのスポーツを楽しんでいる方がいます。とても同世代のご老人とは思えないほどいつまでも若さを保っています。四季それぞれのスポーツをすることによって、その季節を肌で感じているようです。

「季節」というのは、じつはたいへん刺激的です。桜の木ひとつとってもそのことがよくわかります。春になれば花が咲き、夏になると青葉をつけ、秋になると紅葉し、冬に落葉します。これらは季節がなせる業なのですが、季節によって、生命が刺激され、新陳代謝し、成長しています。ですから人間も、季節の中に身を置き、自然を十分に感じ取ることで、その刺激によって〝頭の衣がえ〟もできるのです。

ただ、現代人は、自然と隔絶された生活を余儀なくされています。オフィスでも家庭でもエアコンがあって、夏の暑さや冬の寒さを肌で感じることは少なくなっています。

この感覚がなくなると、脳への刺激が乏しくなって機能が衰退します。脳の老化を防ぐためにも、季節を敏感に感じ、脳に刺激を与えることがたいせつです。

遠くの海や山に出かけなくても、ちょっとした散歩や通勤時にでも、十分に季節感を感じることはできます。「ああ、花が咲いたな」とか「風がさわやかだな」とか、ちょっと目を周囲に移し、自然の美しさを味わうことです。要は、自然の移り変わりに敏感になることです。

もちろん、季節を感じるのは外へ出たときだけとは限りません。絵を描くことや工芸品を制作することでも十分季節は感じられます。そして受けた感動や感覚によってビリッと脳が刺激されます。

体験❷　耳や鼻をとぎすませて、海の音、花の香りを体験する

うっそうと樹木が生い茂った森や、太陽がさんさんと降りそそぐ海辺、とてもすてきですね。そして大きく深呼吸をしたときなどに、〝生きている〟という実感がわきます。

また明日から元気で働こうという活力を与えてくれます。これは、ふだんの生活を離れて気持ちがリフレッシュされ、脳そのものもリフレッシュされるからです。

自然にふれると実際に元気になることを多くの方が体験しています。学問的にどうあれ、これは人間が生まれながらに持っている遺伝子の記憶に刺激を与えているということなのです。

人間は三〇億年かけて原生動物から進化してきました。その過程の記憶が細胞に刻み込まれています。人間が文明の中で暮らしはじめたのはほんの最近のことです。自然の中で暮らしてきた歴史のほうが比較にならないくらい長いのです。ですから、自然にふれると脳細胞が活性化し、生き物としての活力が生まれてくるわけです。

人間は、何かにつけて自然に接する機会を作ります。夏がきたら海に行く。冬がきたらスキーに。たまの休日には子どもと、近くの公園に行き遊びます。これは子どものためばかりでなく、私たち人間の本能のなせる業といえます。

ところが、だいたい四〇歳を過ぎるくらいから、こういったことすべてを面倒臭がるようになります。「海に行っても疲れるだけだ」「花など飾っても仕方がない」「犬を飼うのは面倒」ということになってしまいます。これがそもそも老化のあらわれです。仕事にかこつけて、あれも面倒、これも面倒といっているうちに、人間が本来持っている○感がどんどん衰えていってしまいます。ついには脳の働きも硬直してしまう。人間、こうなってはあらゆる感動から遠ざかってしまいます。あなたも身におぼえがありませんか。

老人性痴呆症のひとつであるアルツハイマー病になると、あらゆる脳の機能が失われてしまいます。とりわけ臭覚は人間が二本足で歩行するようになってから、とくに重要な感覚器ではなくなり、衰えやすいのです。聴覚も他の動物に比べてその機能はおとっています。森で小鳥のさえずりを聞いたり、樹木の香りをかぐのです。

散歩をしたり、花を飾ったり、庭で園芸をしたりと体を動かしてみましょう。そうすれば、生き物としての人間の機能を活性化させます。ひいては脳にいつも刺激を与えることができ、感動を感動として受けとめられる若々しさが保たれるというわけです。

体験3 サッカー場、野球場、映画館などで、生の感動を体験する

「野球やサッカーはテレビで見たほうが、全体がよく見え、選手の顔が大写しになり、表情がよくわかり、しかも解説もある。テレビのほうがよほどいいと思うのだが、なぜかみんなスタジアムへ行きたがる。不思議だ」という人も少なからずいます。感動体験というものを忘れた人が多くなってきているわけです。

野球場やサッカー場へ足を運んでみれば、すぐわかることですが、スタジアムへきている人たちは、自分のファンチームを応援することにより、熱血をたぎらせているのです。各チームに応援団やサポーターがいて、チャンスのときも、ピンチのときにも鉦や太鼓を鳴らし、応援席全体を興奮させ、熱狂に巻き込んでいきます。炎天下ではともに汗を流し、雨の日にはともにぬれながら、ファンは、こうした渦の中で、連帯感を感じ、活き活きとリフレッシュしていくのです。

映画館へ足を向ける人たちは、ロードショーへの期待やビデオ画面よりも大きいスク

リーンの魅力も手伝っているでしょうが、他人といっしょになって、映画のストーリーに涙し、笑いに誘われることの刺激を求めています。こう考えると、混み合ってもある程度観客が多いほうが、ひとりでビデオを見ているより、感動が数段増すことがよくわかっているのです。

こうした感動を持つことは、脳を若々しくする大切な方法です。野球や映画を見るだけでなく、旅行のサークル、趣味の会、スポーツクラブなどへ入会し、活動することによっても他人との連帯感を深め、感動が得られます。

あなたの脳はまちがいなく活き活きと活動します。

体験④ すすんで新しいこと、苦手なことにチャレンジする

脳は平穏時よりも適度の緊張や刺激のあるときのほうが活発に働くということです。戦争や不況の不安はあっても、それにもまして、毎日の生活をどう立てていくか、なりふりかまわずいろいろなことにチャレンジせざるをえません。早い話、経験したことのな

い仕事をしなければならない時など多かれ少なかれ、チャレンジの緊張・刺激が、脳の働きを活発にするといえます。

戦後六十年余、少子高齢化がすすむわが国では、すこしでも頭を若く保ちたい、頭にいいことをしたいとなれば、自らすすんで新しいことにチャレンジする機会をできるだけ多く持つことです。

わたしたちの脳にとって、怒りのホルモンといわれるアドレナリンや、恐怖のホルモンといわれるノルアドレナリンと、快楽のホルモンといわれるドーパミンのバランスが、脳の働きにとっては重要なのです。

受験や苦手なものなどに直面すると、この刺激によって、脳内に怒りや恐怖のホルモン、アドレナリン、ノルアドレナリンが分泌され、血管収縮、血圧上昇などの生理現象が表われます。反面、こうした刺激から遠ざかっていると、快楽のホルモン・ドーパミンばかりが増えてしまいます。

ドーパミンは、適量なら脳をリラックスさせ、行動の積極性も促進するのですが、増えすぎると分裂症の原因になるといわれています。その意味からも、日常生活の中で、つねに新しいものにチャレンジする機会を持ちたいものです。

苦手意識を持つものに果敢にチャレンジしたとき、その効果はもっとも大きいのですが、かならずしも辛い思いをしなければならないこともありません。

「今日は、昨日と違ったことを一つやってみよう」くらいの気楽な気持でいいと思います。未知のものに対して好奇心や興味のおもむくままに、期待に胸をふくらませて取り組めばいいのです。それが脳の働きを維持する頭の体操なのです。

体験❺　〝食べる〟ことより〝つくる〟ことを体験する

「男子厨房に入るべからず」という言葉があります。これは、料理は女性に任せて男はどんとテーブルの前に座っていればいいということで、男性読者の方がたも覚えがあると思います。ひと昔前ではわが国では世間一般の考えでした。

しかし、頭の老化防止という点から考えると、これは誤りであり、むしろ「男子厨房に入るべし」と大いにおすすめしたいのです。

「料理は創造である」と高名なある芸術家がおっしゃっていましたが、料理をするという行為はたいへん創造的で、人間の脳をクリエイティブにします。包丁で材料を切り、煮込み、味をととのえ、香りに気を配り皿に盛るという作業の中で、匂いを感じたり、熱いとか温かいとかの触覚を刺激されたり、盛り付けの彩りに視覚が刺激されます。

このように料理を作ることによって五感全部が総動員されます。五感を刺激することによって脳が活性化するのです。さらに台所を動き回れば、手足の運動神経をも動員されますから、ますます脳は活動的となります。

料理好きでも有名だった映画評論家の荻昌弘氏の名言です。

「料理のような楽しいこと、女にやらせてなるものか」。この気持ちが、氏が亡くなる直前まで、みずみずしい映画評論ができた秘訣だと思っています。

こう考えると、「男子厨房に入らず」などと気どっていることが、いかにもったいないことかがわかります。私たちも、料理は女の仕事などといっていないで、大いに台所に進出し、料理の創造に挑戦してみてはどうでしょうか。

料理を〝食べる〟ことは、もちろん頭の栄養補給になるでしょうが、それにも増して

〝つくる〟ことが、頭のためにいいのです。日曜日だけでも台所に立つようにすれば、奥さんに感謝されながら、脳の老化防止にも役立てることができるのです。

体験❻ 地域社会を〝知域社会〟にするチャンスを体験する

私が講演をした時のことです。後日、その日の聴衆の一人から手紙をもらいました。手紙の主は、その住宅地に住む六十五歳の男性です。すでに定年退職し、地域にある私設図書館の手伝いをして充実した毎日を送っているとのことでした。

ところが、この彼は、典型的な〝会社人間〟だったそうです。手紙はこの〝会社人間〟時代から、いかにして現在の地域社会に生きる〝社会人間〟になったかを、反省をまじえ語ってくれました。

彼はといえば地域のことには目もくれないビジネスマン。忙しくて町内会やＰＴＡには顔を出せないというより、そうしたものは、社会の中心から取り残された人びとのヒマつぶしくらいにしか考えていなかった。ところが、この彼の家に入居後数年目で、町内会の役員の順番が回ってきてしまったのです。

自治会館で行なわれた役員会は、ほとんどの出席者が自分と同じ無関心派で、会長・副会長のなり手がいないのです。だれもかれもが、自分の都合をいいたていっこうに決まりません。彼は、ついに業をにやし、うらみっこなしのクジ引きで決めようと提案したのです。

結果は、会長こそまぬがれたものの、四人の副会長のうち、土木担当に当たってしまったのです。彼は、自分が言い出した方法で決まったのだから仕方ないと、不運をかこちながら、町内の土木、交通問題に取り組みました。奥さんの協力を得ながらとはいえ、多忙な会社づとめのかたわらだけに、負担は少ないとはいえません。

しかし、町内会活動の経験を積むにつれ、彼の内部に微妙な変化が生じました。いままで顔も知らなかった隣り近所の人が、道で行き会うと挨拶してくれるようになりました。菊がきれいに咲いたからと届けてくれたり、みかんの木のある家から自家製みかんをもらったこともあります。

要するに、地域社会とのつながりを持つ喜び、楽しみを知り、それとともに、やがて訪れる定年というものに対する不安も急速に薄れていったといいます。不運をかこっていた彼が、不運どころか幸運だったと思うようになったのです。

〝会社人間〟でいる時期から、地域社会にも目を配る〝社会人間〟になれということです。それが、しだいにしのび寄る頭脳の老化という問題に対処する一つのいい方法であるということです。地域に知り合いができる安心感という以上に、〝会社人間〟でなくなったときの急激な老け込みを防ぐ〝防波堤〟になってくれるのが、地域社会だと思うからです。

自分の周辺の地域をよく知るという意味だけでない、もっと広い意識の問題、考え方の領域を左右する〝知域社会〟をつくるチャンスだと思います。

体験❼ 毎日、一つでも二つでも楽しいことをさがす

ある人が、突然の腹痛におそわれたとします。そこで、この人が、「これはただごとではない。この痛みは中毒にちがいない。たいへんだ、早く病院に行かなければ私は死

んでしまうかもしれない・・・・・・」と考えたとします。

おなじ状況にあったもう一人の人は、痛みをこらえながら、こう考えたとしましょう。

「この痛みは下痢か。下痢ならさっき飲んだ清涼飲料が冷たすぎたからかもしれない。いずれにしても、近くのトイレにはいろう。さて、このへんにトイレはあるだろうか」

腹痛の原因が中毒か下痢か、その結果はともかくとして、どちらのほうが冷静に腹痛に対処できるかは、あとの人のほうにきまっています。

「まったくおなじ種類のおなじ程度の病気で入院してきても、いまにも死にそうに大騒ぎする患者さんと、ぜんぜん動じない患者さんと、極端にちがうタイプがあります」とは、ある病院の看護師さんのお話です。

病気の診断の結果がどうあれ、おなじ症状ならできるだけ悠然としているほうが、おろおろしているよりは苦痛が少ないし、頭の回転も冷静なままに保てます。

考えてみると、人の人生も長い入院生活とよく似ています。悩みがあったり、いやなことがあったり、そのたびにおろおろする人もいればけろりとしている人もいます。

映画評論家として有名な淀川長治氏に、『嫌いな人に会ったことがない』というタイトルの著書があります。淀川氏といえども、じっさいには虫のすかないヤツや腹の立つ人間に会ったことがないはずはないのです。その淀川氏は、ある時はいい映画を見て喜びを味わい、ある時は駅員さんと挨拶して愉快な気分になる。人生はすばらしいなあと思えるようなことを、自分のほうから積極的につくっている、という意味のことをおっしゃっています。だからこそ、「嫌いな人に会ったことがない」と本気で本のタイトルに書けるのです。

これは、脳の健康にとっては、これ以上にないほどの効果的な生き方なのです。人間の脳はとても便利にできていて、いやなことは忘れようという気持ちが強ければ、ちゃんとそれを忘れるしくみになっているのです。不愉快なことを忘れて、どんな小さなことでもいいから、その日にあったいいことだけを考えていれば、脳は健康的になり、活性化するのです。

体験8 どうせなら、寝るまえの考えごとは朝にまわす

世の中には、夜型人間、朝型人間と称する人がいます。夜型人間の人は、深夜の一時、二時になっても、ラジオの放送を聞いたり、読書をしたりと活動をしつづけます。これに対して、頭脳活動は、夜より昼のほうが活発なのだから、夜に活動するのは不健康で、朝型であるべきだと主張する人もいます。

しかし、私はなにも夜型人間はいけないとは言い切れないと思っています。たしかに昼間仕事をして、夜になって眠くなってくれば、頭脳全体の活動レベルが下がるのはさけられませんが、そのための利点も生じてくるからです。それは、脳の働きの中で、左脳は昼のあいだは言語活動に振り回されていて、夜になると右脳より早く活動水準の低下が現われてくるのです。

すなわち、左脳の抑制がとれやすく、右脳の活動に幅が出てくるのです。夜型人間はこのような状況を意識的に利用して、深夜の読書などに、右脳の自由なイメージを羽ば

たかせるといいのです。

また、朝早く目覚める朝型人間の人は、出勤まえの脳が完全に目覚めていないときの、とくに左脳がまだ前面に出ていない状態を利用して、会社に一人早く行って、熱いコーヒーを飲みながら朝刊を読んだり、一日のプランを練ったりすればよいわけです。

このように朝型、夜型に限らず、自分の頭脳パターンをよく知っておいて、意識して右脳を上手に利用していけばいいのです。アイデアの閃きというものは、朝とか夜という時間帯に限定されていないからです。

作家で金儲けの神様邱永漢さんの言葉に「朝は夜より賢い」があります。この言葉に関して、邱さんはつぎのように語っています。

「夜考えることは過激すぎるか、悲観的になりがちです。考え疲れたら、ベッドにはいりなさい。明日から先のことについては、朝になってから考えても十分間に合います」

たしかに、人によっては多少の違いはあるものの、邱さんが言われるように、夜考えごとをすると、気分が滅入ったり、あらぬ妄想に走りやすくなるという人は多いようです。夜の持つ暗黒のイメージ、寂寥が、思考をことさらに悲観的な方向にむけてしまうようです。

思考するというのは左脳のはたらくことであり、昼間疲れた左脳を酷使することにもなって、頭脳の明晰さがそこなわれ、脳をクリーンに保てなくなって老化が進んでしまいます。夜には、左脳を使うことをやめ、明るいイメージを思い浮かべて右脳を使うようにしたいものです。

体験❾ 毎日、毎週〝近い記憶〟を思い出す

老化現象の顕著な例に、昔の遠い記憶は思い出せるが、昨日会った人などのごく近い記憶（短期記憶）が思い出せないということがあります。しかしこれは、思い出せないだけで、けっして記憶が消えるわけではありません。だから、近い記憶を意識して思い出すようにすれば、脳の老化にブレーキをかけられるのです。

私たちの記憶の仕組みは、テープ式になっています。一連の光景や場面、状況といったものをひとつのつながりのイメージとして、右脳が覚えます。これに対して左脳は、

そのテープに見出しやレッテルを付けて整理し、また見出し、レッテルを手がかりに探しだす役目をしています。したがって記憶と呼ばれるものは、テープに、左脳が見出しやレッテルを付けて右脳にしまいこみ、またそれが引き出せるという二面性をもっているのです。

では、なぜ思い出せない、忘れるということが起こるのでしょう。その理由としては、テープの見出しやレッテルがうまく貼られていないか、乱れている、うまく探しだせないなどのケースが考えられます。

だとしたら、見出しやレッテルに頼らず、とくにイメージングをすることを意識することです。それには、右脳をフルに動員して覚える訓練が必要なわけで、とくに記憶の反芻をすることがたいせつです。たとえば、満員電車の中や道を歩きながら、昨日の朝食のおかずは何と何があったか、昼食は何を食べたか、夕食は何だったか、あるいは今朝の新聞のトップ記事は何だったか、テレビに出ていたあの中年の女優の名前は？　など、ごく近い記憶を、意識的に、できるかぎり詳しく思い返してみることです。

また、日記をつけることも、短期記憶強化の効果があります。日記は人に見せることを目的としているわけではありませんから、その日のできごとなどを情景を思い浮かべながら、自由気ままに書くことができます。その日に会った人の名まえも記載できます。書くことにより、脳の中に記憶のくさびを打ち込むことができるのです。

体験⑩ 昔読んだ本でできる〝イメージ読書術〟をする

インターネット全盛の今日でも、ビジネスマンにとっては、読書は新しい情報を収集したり、新知識を収集するための重要な仕事の一部といえます。しかし、勉強のための読書や仕事に役立つ読書は、本を論理的に読むことになります。しかしこうした読書方法は、仕事で疲れた脳をさらに疲労させ、脳の老化を促進しかねません。そこで私は、昔読んだ本の再読をおすすめします。

若いときに読んで感動した本をもう一度読み直してみてください。きっと新しい発見をし、新たな感動を味わうことができます。以前に読んだときの印象と再読の際の印象が対比され、イメージがふくらみ、脳がみずみずしさを取り戻します。

同じ本を読むにしても、若いときと壮年になってからでは当然〝読み方〟が違ってくるはずです。夏目漱石や太宰治のような古典は、きっと、こういう読まれ方をしているような気がします。

若いときには感覚的に受け入れることができなかったことでも、胸に迫ったり、耳に痛かったりとさまざまな発見があるはずです。細かい部分は忘れていても、若いときとはまったく違ったしみじみとした味わいを感じたりして、イメージがどんどんふくらんでいくことでしょう。

こうした〝イメージ読書〟は、大脳を刺激して、リフレッシュし、脳の老化防止にもきわめて効果的です。学生時代に使った歴史の教科書でもいいのです。かつては眠けを催すだけだった教科書が、おもしろい読み物に感じられるかも知れません。余白のちょっとした落書きに、若かりしころの授業風景を思い出すかもしれません。このイメージのふくらみこそが、脳をさびつかせない潤滑油になってくれます。

一般的にいって、過去に勉強した内容は忘れていても、勉強のしかたとか整理の要領などのパターンは意外と覚えているものです。そうした脳にしまわれているパターンを思い出し、それを子どもに教えるということです。これによって、知識が再認識され、脳の活性化につながるのです。

◆著者略歴

大島 清（おおしま きよし）

1927年生まれ。1957年東京大学医学部を卒業、同大学産婦人科に入局。ワシントン大学助教授、京都大学霊長類研究所教授、京都大学名誉教授、愛知工業大学教授を歴任する。サルの生殖生理、脳とホルモンから胎児の生理まで、幅広い研究領域を持つ。とくに大脳生理の研究に関しては、理論だけでなく、日常生活の中で"脳を鍛える"ことを自ら実践している。(2023年没)
著書に『胎児教育』『スーパー独学術』『頭の健康法』『快楽進化論』『人生は定年からが面白い』など多数がある。

編集協力：生活情報研究会

編集者、ライター、ビジネスマン、学生などのメンバーで構成。
医療、生活、教育、趣味など、現代社会の中で求められる情報を収集し提供している。

"円熟脳"のすすめ

2024年7月29日　初版第1刷発行

著　者　大島 清
発行者　池田 雅行
発行所　株式会社 ごま書房新社
〒167-0051
東京都杉並区荻窪4-32-3
AKオギクボビル201
TEL 03-6910-0481（代）
FAX 03-6910-0482
編集協力　生活情報研究会
カバーデザイン　（株）オセロ 大谷 治之
DTP　海谷 千加子
印刷・製本　精文堂印刷株式会社

ISBN978-4-341-08859-0 C0047